温病条辨
三焦证治要诀

刘汉文◎撰

刘世峰、邓定建、饶文霖、曾庆禄整理

中国中医药出版社
·北 京·

图书在版编目（CIP）数据

温病条辨三焦证治要诀/刘汉文撰；刘世峰等整理．—北京：中国中医药出版社，2019.8

ISBN 978 – 7 – 5132 – 4673 – 6

Ⅰ.①温… Ⅱ.①刘… ②刘… Ⅲ.①温病 – 中医临床 – 经验 – 中国 – 现代 Ⅳ.①R254.2

中国版本图书馆 CIP 数据核字（2017）第 309180 号

中国中医药出版社出版

北京经济技术开发区科创十三街 31 号院二区 8 号楼

邮政编码 100176

传真 010 – 64405750

廊坊市晶艺印务有限公司印刷

各地新华书店经销

开本 880×1230 1/32 印张 4.5 字数 100 千字

2019 年 8 月第 1 版 2019 年 8 月第 1 次印刷

书号 ISBN 978 – 7 – 5132 – 4673 – 6

定价 25.00 元

网址 www.cptcm.com

社 长 热 线 010 – 64405720

购 书 热 线 010 – 89535836

维 权 打 假 010 – 64405753

微信服务号 zgzyycbs

微商城网址 https://kdt.im/LIdUGr

官方微博 http://e.weibo.com/cptcm

天猫旗舰店网址 https://zgzyycbs.tmall.com

如有印装质量问题请与本社出版部联系（010 – 64405510）

版权专有侵权必究

内容提要

　　《温病条辨》为清代著名中医学家吴鞠通所著，是治疗外感热病的著名专著。三焦辨证是其主要内容，也是其重点内容。

　　《温病条辨三焦证治要诀》为重庆市吴家镇已故知名中医刘汉文结合自己数十年临床经验编纂而成。全书按照《温病条辨》的分类方法，分为上中下三篇，刘汉文根据个人多年的临床经验，对部分条文以歌诀的形式进行释义，再结合部分条文后面的名家医案，真正做到理论与实际结合，学以致用，是师承教育带教和学习温病的良本。

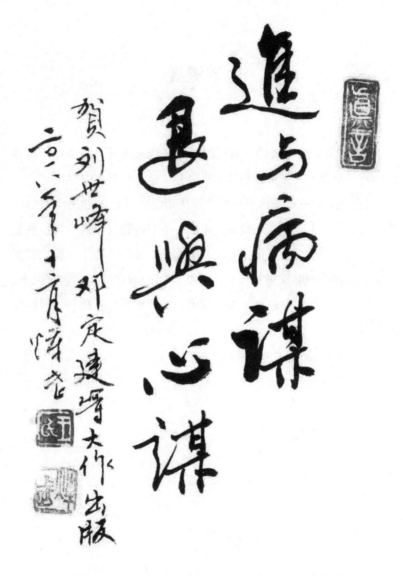

进与病谋，退与心谋——首届全国名中医王辉武教授题写

前　言

清代著名温病学家吴鞠通，擅用清热除湿方药治疗温病，首创三焦辨证，乾隆年间救治湿温疫病，活人无数，著《温病条辨》一书，彪柄医史，遗惠后代。

重庆位属四川盆地，地势卑下，热蒸湿蕴，暑湿、温热病居多。吴家镇已故名中医刘汉文先生（1907—1965）擅长用温病方药医治湿温、湿热病证，应诊者众，名噪乡里。刘先生诊病之余，采撷《温病条辨》要点精粹，参以己见，将温病上焦、中焦、下焦三篇部分条文编成歌诀，以供平时温课带徒用。

为了读者学习更加方便，能系统、全面掌握吴鞠通的三焦辨证医术，我又将《温病条辨》三焦篇的部分原文分别放在相应的歌诀之前，使读者可以前后参阅对照，便于理解、掌握原文。

郑开法20世纪70年代末毕业于江津卫校，是我提高班、成都中医学院（现为成都中医药大学）函大同学，长期在吴家镇中心医院工作。2015年冬日的一天，我前去拜访，他向我提起吴家镇代兴村一位曾庆禄老中医手头有一本已故名中医留下的关于温病的书稿，当时他就打电话给曾老中医联系，可惜没能联系上。2015年12月底的一个下午，曾庆禄老先生送来了他业师刘汉文先生编纂的书稿。当时由于病人络绎不绝，我只和曾老先生做了简短的交流了解。当年曾老先生74岁，身体精神状况都很好，手稿是他在1962

年侍诊时抄写的，2002年又重新誊写了一遍。书稿中的歌诀使他受益终身，大部分歌诀直到现在他都能脱口背出。

细读书稿，可以看出该书是刘汉文先生研习《温病条辨》的心血结晶，所编歌诀合辙押韵，朗朗上口，便于记诵。我将此事及时向重庆市荣昌区中医院副院长吕自苹，重庆市荣昌区卫生与计划生育委员会（现荣昌区卫生健康委员会）副主任张玲做了汇报，得到了她们的肯定和支持，在此对他们表示诚挚的谢意。

该书的出版发行必将惠及广大青年学子、中医爱好者，增益民众健康，福泽后世。

刘世峰
2019年元月

曹　序

中医学有长达几千年的光辉历史，学术传承的有序和坚韧，是其绵延不绝的重要保障。其显著的特征，一是师徒问道、传道的口耳相传，二是学术著作不断创新、整理的文化接力。没有师徒的当面问难、文字传承，就不会诞生《内经》《难经》，也不会有色彩纷呈的学术流派。

《内经》《难经》建立了中医学的理论体系，张仲景《伤寒杂病论》奠定了中医临床辨证论治的基础，此后中医学不断发展、丰富，尤其是对于传染病的诊治，体现出一个不断发展提高的过程。

《内经》发现，所有的传染病都以发热为主要临床表现，所以统称为"热病"；《难经》重视外感寒邪的病因，提出"伤寒有五"的广义伤寒学说；张仲景继承《汤液经》的有效方剂，加以改造提高，建立了包含"八纲"元素的六经辨证体系，把外感病的治疗提高到一个很高的阶段。但是，张仲景受时代的影响，用辛温解表治疗外感表证，而且那个时代对于外感病过程里的热极生风、斑疹透露、辛凉解表、醒脑开窍、滋阴润燥等学术观点还缺乏认识，为后世医学留下了很广阔的发展空间。因此，就逐渐诞生了明清温热病学派。

乾隆时期的吴鞠通，在温病四大家之中，虽然不是早期的开创者，但是他的《温病条辨》是一部标志性著作，也是集成创新的中医经典。它既吸收了张仲景《伤寒杂病论》的精华，也吸收了历代医家很多经验，尤其是对叶天士《临证指南医案》进行了深入研究，并加以整理提高，逐渐固定方药，创立三焦辨证，使温病学由学说上升为完整的临床体系，在外感热病诊治领域具有里程碑式的意义。

国医大师邓铁涛先生的父亲曾经说过，熟读《温病条辨》，就可以成为一个好医生。这充分说明了《温病条辨》在中医学发展历史上的重要地位，也是本书作者、整理者、编辑者要出版这本学术著作的根据所在。

《温病条辨》刊行之后，便受到广泛关注，学习它、传承它的医学家不计其数，这与过去温热病的流行十分广泛有着密切的联系。

重庆荣昌刘世峰先生，广交杏林好友，热心推广中医学术，著有《传承中医》等学术著作。在一次以文会友的过程里，他从郑开法先生口中知道了一位七十余岁道友曾庆禄的师傅刘汉文有一部学术著作，未能在生前刊行，很有价值。说者无心，听者有意，刘世峰随后多次拜访，鼎力相助，为这部遗作进行整理加工，虽然过程十分辛苦，却可为中医学术繁荣添砖加瓦。

只有品德高尚的人，才能成人之美；中医学术的发展，也必须依赖见解非凡的慧眼。刘世峰先生见这部书稿虽然成书于半个世纪之前，但是经过岁月的磨砺，并没有遮掩它的光芒，而且还因为富含韵律，更容易背诵记忆和广泛传播，因此，不顾诊务繁忙，老眼昏花，详加校释，联系出版，以备当世之需。

众人合力，书将出版，刘先生索序于我。

我对原作者刘汉文先生不了解，对他的徒弟曾庆禄也不熟悉，对于热心的介绍人郑开法先生也无缘相见交谈，本来天各一方，互不相识，但是借着这部学术著作，把我们联系到了一起。

我想，随着它的出版发行，还会结识更多的中医同道，甚至可能会连起世界各地的读者，也颇难预知。因为中医已经成为世界的新宠，正在走向全球，影响着亿万人的生活；学习中医的热潮，不亚于人们对中华美食、中国功夫的追求。

这本书的出版，谁能说清楚它到底能走多远？影响有多大？

清代著名医学家徐大椿先生说"医随国运"，习总书记说中医的发展迎来了天时地利人和的历史机遇。想到这些，联想到即将出台的《中医药法》，我对中医的未来充满信心。一个中医走向全球、影响世界的时代即将到来。

作为一个为此奋斗了几十年的中医人，看到一个学习中医、传播中医的新潮正在涌动，看到即将出版的中医新著，内心充满喜悦，故乐为之序。

曹东义

序于河北省中医药科学院求石得玉书屋

2016 年春节

宋　序

2016年初，我的老师刘世峰主任通过网络布置了一个"作业"，嘱我站在中医学生的角度，对即将出版的《温病条辨三焦证治要诀》写一点感想。我阅读了该书的书稿，又听刘主任讲起了该书的渊源和流传，感慨良多。

该书是荣昌区吴家镇已故名中医刘汉文先生将《温病条辨》中重点内容三焦部分编成歌诀，作为温课授徒之书稿。于2015年冬，经吴家镇中心医院郑开法老师引荐，由他徒弟曾庆禄老先生奉献出来，后经刘世峰老师、邓定建院长等整理而成。温病学理论博大精深，方药繁多复杂，不易记忆，故该书以歌诀形式总结归纳了《温病条辨》这一温病经典中的方药理法，实是一大方便。可以说这本书就是重庆中医人不断学习中医经典，努力传承中医学术的一个剪影和写照。

随着读经典风气的盛行，研究中医经典的风潮已在热爱中医的年轻学子中蔚然成风，我们这代人既有开阔的现代科学视野，又重视传统中医的原汁原味，可以自豪地说，我们将是回归中医传统、见证中医复兴的一代人。

然而在这个过程中，我也感觉到很多同学、朋友在学习经典的时候，有"重经方、轻时方，重伤寒、轻温病"的趋势。特别是和伤寒相比，温病理论相对复杂，温病方药相对繁多，学习难度较伤寒为大，再加上学习了伤寒学后，临床上常可有佳效，在畏难和自满的双重作用下，温病理论的学习往往被忽视和弱化了。特别是近年来，有不少言论误导温病理论，有说温病法用药轻淡，难治大病急症；有说温病家用药寒凉，戕害人体正气；有认为伤寒法足以疗万病，温病法没有存在的必要等，说法不一而足。这些偏见影响了很多中医学生，我在学习的过程中也曾受到这些观点的影响，一度对温病理论产生动摇。

但是事实并不是这样。记得数年前我的一位好友外感咳嗽，胸闷气紧近半年未愈，屡用中西之法不效，后找当地一位老先生开中药，一周而病愈，那张处方正是温病名方"三仁汤"。2012年我在重庆江津跟随恩师周天寒主任医师学习期间，见一个病人反复发热不退，经过周师诊断，使用温病名方"升降散""达原饮"合方治之，寥寥几味药，病人体温很快就恢复正常了。翻开蒲辅周、岳美中、赵绍琴、朱良春等老一辈中医大家的医案医话，并没有厚此薄彼的情形，即使是刘渡舟这样的经方大师，医案中也毫不排斥使用温病方、温病法。

这些学习经历，让我不再对温病学有成见，反而在不断学习温病学说的过程中，愈发深刻地感受到温病学理论的精妙，其羽翼伤寒、充实中医理论宝库的作用是巨大的。

我认为，现在的中医教科书，对温病理论和方药的吸收借鉴相对不够，这也是温病理论这一璀璨的明珠没能得到彰显的原因之一。所以对于我们中医学子来说，为了完善自身学术理论框架，提高临床能力，更应主动学习温病学理论，准确将温病学理论应用于临床，最终提高临床疗效。

这本《温病条辨三焦证治要诀》既有温病经典《温病条辨》

的原文，又有将其方药理法之精华编成的歌诀以供背诵。可以说这本书是继《周定夺医案医话选编》之后，又一闪耀着重庆荣昌中医人智慧的佳作。作为一名年轻中医，我愿向我的同学和朋友们推荐这本极好的温病学参考书。

重庆市荣昌区人民医院　宋强
2018 年 12 月

王 序

刘世峰先生，余之挚友也，虽日常诊务繁忙，仍热心于搜集民间散存的中医药资料，如个人的医案、笔记及遗存文稿等，并细心加以整理或校注后出版。近年来已有《症治论读释义》《周定夺医案医话选编》等书相继问世。本人拙著之《坐堂医笔记》，亦蒙其协助整理后出版发行。

世峰兄为振兴中医药事业，可谓不遗余力。他利用几乎所有的业余时间以及一些中医药论坛总版主的身份，大力为捍卫中医学基本原理、批判中医西化及中医科学化而呼吁，并组织展开讨论，鼓励众多中医学爱好者、中医后辈努力学习和继承中医学遗产，使他们渐有所获，且不迷失方向。所以大家都尊敬他，称呼他为"刘主任"。的确，他与河北中医科学院的曹东义先生都成了当前中医学术界和民间中医组织的活跃人物。

《温病条辨》是中医温病学的一部重要著作。重庆民间中医刘汉文先生为了便于自己及他人学习，在诊余花费心思把其中部分内容编成歌诀，以利诵记。歌诀融症状、病因、治法与方药于一炉，既简明又押韵，适合初学者诵读。

我历来认为，中医是适合于在民间发展的医学，因为民间有一股强大的、自发的发展和扶持中医的力量。如历代浩如烟海的中医书籍之刊刻与传播，都来自民间的热情资助与自发行动，只有很少一部分才是由政府组织编修的。所以，中医的发展，尤其需要民间的自觉行动。世峰兄有感于此，深感发掘和抢救民间中医经验与文献的重要性和紧迫性，故乐于付出辛劳，为整理民间中医的宝贵文献资料而奉献出精力，希望此举有助于中医学之传承。其精神尤可嘉也，故鄙人乐而为之序。

四川自贡市民间中医　王昆文
2018 年 12 月 9 日

目　录

温病始于手太阴，原与伤寒不同门。伤寒邪自毛窍入，入则首中太阳经。太阳主表司营卫，调和营卫病自宁。温病邪由口鼻入，自上而下通肺经。肺主皮毛与天气，温为阳邪火克金。《内经》六元正纪论，详论温病细而精言辰戌之岁，初之气，民厉温病。卯酉之岁，二之气，厉大至，民善暴死。终之气，其病温。寅申之岁，初之气，温病乃起。丑未之岁，二之气，温厉大行，远近咸若。子午之岁，五之气，其病温。巳亥之岁，终之气，其病温厉。冬伤于寒春温见，此各伏气为病深。冬不藏精亦温病解衣抱火并非轻此言，解衣抱火之病治之诚非易也。经曰：冬伤于寒，春必病温。难以冬至闭藏，寒邪深入，不即到春月，此气上升，万物发荣之时，肾中之生阳一动，肝木之疏不严，所致邪从内出，为病深也，"不藏精"字须活看，专主房劳恐误人凡一切人事之能摇动其精者，皆可谓"不藏精"，如冬日应寒而阳不潜藏，如春日之发泄，甚至桃李反花亦是。

古仁着书从俗论，虾蟆大头好笑人。方用麻桂羌独等，防风通圣自为灵。藿香正气与败毒，奉为枕秘若圭珍。施于他病或有效，温病投之立杀人盖温病之药宜辛凉甘寒，切忌辛温，麻黄汤、桂枝汤、九味羌活汤、防风通圣散、藿香正气散、人参败毒散等剂皆辛温也。古人用治温病是以火剂，故多不效，读吴瑭条辨者自知其谬也。

又可吴又可也先生《瘟疫论》，原为凶荒立法门，药投峻厉因秽重，因时立法费婆心吴又可当崇祯凶荒兵火之际著《瘟疫论》一书传世，多用苦寒攻下之药，此因秽气太重，属一时之时疫，此因时立法也。后人辨证不清醒，概用达原致病增吴又可立"达原饮"一方以治瘟疫初起，邪在膜原，故曰达原饮。后人治温病初起，一概用之，轻者致重，重者致危，皆辨证不清之咎也。

嘉言喻氏述仲景，温病三篇祖《内经》。条中不外伤寒证，药忌苦寒用辛温喻嘉言遵循《内经》"冬伤于寒""冬不藏精"之训，注《温病条辨》上中下篇，胥仲景《伤寒论》之原文，药皆仲景之原方，此为冬伤于寒、冬不藏精伏起为病立法门也。

　　若夫时令之温病既非凶荒兵火，又非冬伤于寒、冬不藏精，二者之方皆不可用，吴瑭条辨细思寻，论别三焦各分正，药用甘寒主救阴，独出心裁施法力。最切时证用之灵，文深义奥谁探讨上中下三焦篇皆语短义奥，非通儒之医不能探其旨趣也，全赖分注辨之明，终难咀嚼与记论，虽欲入室恨无门本文虽有分注，然终难记诵也。

卷一　上焦篇

风温 温热 温疫 温毒 冬温

一、温病者，有风温、有温热、有温疫、有温毒、有暑温、有湿温、有秋燥、有冬温、有温疟。

此九条，见于王叔和《伤寒例》中居多。叔和又牵引《难经》之文以神其说。按时推病，实有是证，叔和治病时，亦实遇是证。但叔和不能别立治法，而叙于《伤寒例》中，实属蒙混。以《伤寒论》为治外感之妙法，遂将一切外感悉收入《伤寒例》中，而悉以治伤寒之法治之。后人亦不能打破此关，因仍苟简。千余年来，贻患无穷，皆叔和之作俑，无怪见驳于方有执、喻嘉言诸公也。然诸公虽驳叔和，亦未曾另立方法。喻氏虽立治法，仍不能脱却伤寒圈子，弊与叔和无二，以致后人无所遵依。本论详加考核，准古酌今，细立治法，除伤寒宗仲景法外，俾四时杂感，朗若列眉，未始非叔和有以肇其端，东垣、河间、安道、又可、嘉言、天士宏其议，而瑭得以善其后也。

风温者，初春阳气始开，厥阴行令，风夹温也。温热者，春末夏初，阳气弛张，温盛为热也。温疫者，厉气流行，多兼秽浊，家家如是，若役使然也。温毒者，诸温夹毒，秽浊太甚也。暑温者，正夏之时，暑病之偏于热者也。湿温者，长夏初秋，湿中生热，即暑病之偏于湿者也。秋燥者，秋金燥烈之气也。冬温者，冬应寒而反温，阳不潜藏，民病温也。温疟者，阴气先伤，又因于暑，阳气独发也。

按：诸家论温，有顾此失彼之病，故是编首揭诸温之大纲，而名其书曰《温病条辨》。

二、凡病温者，始于上焦，在手太阴。

伤寒由毛窍而入，自下而上，始足太阳。足太阳膀胱属水，寒即水之气，同类相从，故病始于此。古来但言膀胱主表，殆未尽其义。肺者，皮毛之合也，独不主表乎！（按人身一脏一腑主表之理，人皆习焉不察。以三才大道言之，天为万物之大表，天属金，人之肺亦属金，肺主皮毛。经曰：皮应天，天一生水，地支始于子，而亥为天门，乃贞元之会。人之膀胱为寒水之腑，故俱同天气，而俱主表也）治法必以仲景六经，次传为祖法。温病由口鼻而入，自上而下，鼻通于肺，始手太阴。太阴，金也。温者，火之气；风者，火之母。火未有不克金者，故病始于此，必从河间三焦定论。再寒为阴邪，虽《伤寒论》中亦言中风，此风从西北方来，乃鬎发之寒风也，最善收引，阴盛必伤阳，故首郁遏太阳经中之阳气，而为头痛、身热等证。太阳，阳腑也；伤寒，阴邪也；阴盛伤人之阳也。温为阳邪，此论中亦言伤风，此风从东方来，乃解冻之温风也，最善发泄。阳盛必伤阴，故首郁遏太阴经中之阴气，而为咳嗽、自汗、口渴、头痛、身热、尺热等证。太阴，阴脏也；温热，阳邪也；阳盛伤人之阴也。阴阳两大法门之辨，可了然于心目间矣。

夫大明生于东，月生于西。举凡万物，莫不由此少阳、少阴之气以为生成，故万物皆可名之曰东西。人乃万物之统领也，得东西之气最全，乃与天地东西之气相应。其病也，亦不能不与天地东西之气相应。东西者，阴阳之道路也。由东而往，为木、为风、为温、为火、为热，湿土居中，与火交而成暑。火也者，南也。由西而往，为金、为燥、为水、为寒。水也者，北也。水火者，阴阳之征兆也；南北者，阴阳之极致也。天地运行，此阴阳以化生万物，故曰天之无恩而大恩生。天地运行之阴阳和平，人生之阴阳亦和平，安有所谓病也哉！天地与人之阴阳，一有所偏，即为病也。偏之浅者病浅，偏之深者病深；偏于火者，病温、病热；偏于水者，病清、病寒。此水火两大法门之辨，医者不可不知。烛其为水之病也，而温之、热之；烛其为火之病也，而凉之、寒之。各救其偏，以抵于平和而已，非如鉴之空，一尘不染，如衡之平，毫无倚着，不能暗合乎道妙，岂可各立门户，专主于寒、热、温、凉一家之论而已哉！瑭因辨寒病之源于水，温病之源于火也，而并及之。

三、太阴之为病，脉不缓不紧而动数，或两寸独大，尺肤热，头痛，微恶风寒，身热自汗，口渴，或不渴而咳，午后热甚者，名曰温病。

不缓，则非太阳中风矣；不紧，则非太阳伤寒矣；动数者，风火相扇之象，经谓之躁；两寸独大，火克金也。尺肤热，尺部肌肤热甚，火反克水也。头痛、恶风寒、身热、自汗，与太阳中风无异，此处最足以相混，于何辨之？于脉动数，不缓不紧，证有或渴、或咳、尺热，午后热甚辨之。太阳头痛，风寒之邪循太阳经上至头与项，而项强头痛也。太阴之头痛，肺主天气，天气郁，则头亦痛也，且春气在头，又火炎上也。吴又可谓浮泛太阳经者，臆说也。伤寒之恶寒，太阳属寒水而主表，故恶风寒。温病之恶寒，肺合皮毛而亦主表，故亦恶风寒也。太阳病则周身之阳气郁，故身热；肺主化气，肺病不能化气，气郁则身亦热也。太阳自汗，风疏卫也；太阴自汗，皮毛开也，肺亦主卫。渴，火克金也。咳，肺气郁也。午后热甚，浊邪归下，又火旺时也，又阴受火克之象也。

【歌诀】

太阴为病若何，诊其脉若何，不似太阳中风之缓不似太阳伤寒之紧而惟言**动数**动数二脉属阳，乃风火相扇之相。关寸俱平而**两寸独大**火克金两寸属阳，火克金也，大亦阳脉，**尺上肤热**火克水言尺部肌肤热，火反克水也。**头痛微恶风与寒，身热自汗口又渴者**等症虽与太阳相同，然肺主天气，天气郁而头能不痛乎？又况春气之在头乎。吴又可谓浮越于太阳者，臆说也。肺合皮毛而主表，肺病不能为皮毛之主而恶风寒也。肺主气，气不化则身热也。皮毛开则自汗矣。此数症，虽伤寒、中风共有之症，而动数、寸大、尺热则温病独也，疑似之间着眼于脉，不缓不紧而动数，火克金，**不渴而咳**肺为热邪所伤，肺不清，精液不上**午后热**甚者是阴受火克，**名曰温病须分别**。

此为上焦温病之提纲，后凡称太阴温病者，俱指此脉证而言也。

四、太阴风温、温热、温疫、冬温，初起恶风寒者，桂枝汤主之；但热不恶寒而渴者，辛凉平剂银翘散主之。温毒、暑温、湿温、温疟，不在此例。

按：仲景《伤寒论》原文，太阳病（谓如太阳证，即上文头痛、身热、恶风、自汗也），但恶热不恶寒而渴者，名曰温病，桂枝汤主之。盖温病忌汗，最喜解肌，桂枝本为解肌，且桂枝芳香化浊，芍药收阴敛液，甘草败毒和中，姜、枣调和营卫，温病初起，原可用之。此处却变易前法，恶风寒者主以桂枝，不恶风寒主以辛凉者，非敢擅违古训也。仲景所云不恶风寒者，非全不恶风寒也，其先亦恶风寒，迨既热之后，乃不恶风寒耳。古文简、质，且对太阳中风热时，亦恶风寒言之，故不暇详耳。盖寒水之病，冬气也。非辛温春夏之气，不足以解之。虽曰温病既恶风寒，明是温自内发，风寒从外搏成内热外寒之证，故仍旧用桂枝辛温解肌法，俾得微汗，而寒热之邪皆解矣。温热之邪，春夏气也。不恶风寒，则不兼寒风可知，此非辛凉秋金之气不足以解之。桂枝辛温，以之治温，是以火济火也。故改从《内经》"风淫于内，治之辛凉，佐以苦甘"法。

桂枝汤方

桂枝（六钱）　芍药（三钱，炒）　炙甘草（二钱）　生姜（三片）　大枣（二枚，去核）

煎法服法，必如《伤寒论》原文而后可。不然，不惟失桂枝汤之妙，反生他变，病必不除。

辛凉平剂银翘散方

连翘（一两）　银花（一两）　苦桔梗（六钱）　薄荷（六钱）　竹叶（四钱）　生甘草（五钱）　芥穗（四钱）　淡豆豉（五钱）　牛蒡子（六钱）

上杵为散，每服六钱，鲜苇根汤煎。香气大出，即取服，勿过煮。肺药取轻清，过煮则味厚而入中焦矣。病重者，约二时一服，日三服，夜一服；轻者三时一服，日二服，夜一服；病不解者，作再服。盖肺位最高，药过重则过病所，少用又有病重药轻之患，故从普济消毒饮时时轻扬法。今人亦间有用辛凉法者，多不见效，盖病大药轻之故。一不见效，遂改弦易辙，转去转远，即不更张，缓缓延至数日后，必成中下焦证矣。胸膈闷者，加藿香三钱，郁金三钱，护膻中；渴甚者，加花粉；项肿咽痛者，加马勃、元参；衄者，去芥穗、豆豉，加白茅根三钱、侧柏炭三钱、栀子炭三钱；咳者，加杏仁利肺气；二三日病犹在，肺热渐入里，加细生地、麦冬保津液；再不解，或小便短者，加知母、黄芩、栀子之苦寒，与麦、地之甘寒，合化阴气，而治热淫所胜。

方论按：温病忌汗，汗之不惟不解，反生他患。盖病在手经，徒伤足太阳无益；病自口鼻吸受而生，徒发其表亦无益也。且汗为心液，心阳受伤，必有神明内乱、谵语癫狂、内闭外脱之变。再误汗，虽曰伤阳，汗乃五液之一，未始不伤阴也。《伤寒论》曰：尺脉微者为里虚，禁汗。其义可见。其曰伤阳者，特举其伤之重者而言之耳。温病最善伤阴，用药又复伤阴，岂非为贼立帜乎？此古来用伤寒法治温病之大错也。至若吴又可开首立一达原饮，其意以为直透膜原，使邪速溃；其方施于藜藿壮实人之温疫病，容有愈者，芳香辟秽之功也；若施于膏粱纨绔，及不甚壮实人，未有不败者。盖其方中首用槟榔、草果、厚朴为君。夫槟榔，子之坚者也。诸子皆降，槟榔苦辛而温，体重而坚，由中走下，直达肛门，中下焦药也。草果亦子也，其气臭烈大热，其味苦，太阴脾经之劫药也。厚朴苦温，亦中焦药也。岂有上焦温病，首用中下焦苦温雄烈劫夺之品，先劫少阴津液之理？知母、黄芩亦皆中焦苦燥里药，岂可用乎？况又有温邪游溢三阳之说，而有三阳经之羌活、葛根、柴胡加法，是仍以伤寒之法杂之，全不知温病治法。后人止谓其不分三焦，犹浅说也。其三消饮加入大黄、芒硝，惟邪入阳明，气体稍壮者，幸得以下而解，或战汗而解。然往往成弱证，虚甚者则死矣。况邪有在卫者、在胸中者、在营者、入血者，妄用下法，其害可胜言耶？岂视人与铁石一般，并非气血生成者哉？究其始意，原以矫世医以伤寒法治病温之弊，颇能正陶氏之失，奈学未精纯，未足为法。至喻氏、张氏多以伤寒三阴经法治温病，其说亦非。以世医从之者少，而宗又可者多，故不深辨耳。本方谨遵《内经》"风淫于内，治以辛凉，佐以苦甘；热淫于内，治以咸寒，佐以甘苦"之训（王安道《溯洄集》，亦有温暑当用辛凉不当用辛温之论。谓仲景之书，为即病之伤寒而设，并未尝为不即病之温暑而设。张凤逵集治暑方，亦有暑病首用辛凉，继用甘寒，再用酸泄酸敛，不必用下之论，皆先得我心者）。又宗喻嘉言芳香逐秽之说，用东垣清心凉膈散，辛凉苦甘。病初起，且去入里之黄芩，勿犯中焦；加银花辛凉，芥穗芳香，散热解毒；牛蒡子辛平，润肺解热散结，除风利咽，皆手太阴药也。合而论之，经谓"冬不藏精，春必温病"，又谓"藏于精者，春不病温"，又谓"病温，虚甚死"。可见病温者，精气先虚。此方之妙，预护其虚，纯然清肃，上焦不犯，中下无开门揖盗之弊，有轻以去实之能。用之得法，自然奏效。此叶氏立法，所以迥出诸家也。

【歌诀】

温病初起恶风寒但恶风寒不发热，邪据皮毛肺受干言所以恶风寒者，乃肺之皮毛为邪占据而闭塞不通使然也。此证指温病而言，非指伤寒而言也从来忌发汗温病乃热邪伤阴，最忌用麻黄、羌活、藿香、败毒等剂汗之，解肌用桂一时权桂枝汤乃调和营卫、解肌微汗之剂，非若麻黄、羌活、藿香、败毒等剂之大发也，故温病之恶寒无汗不妨用之，此一时之权宜也，若不恶寒断不可用。

此节为头痛、微恶风寒者出其方也。

发热口干不恶寒前证但恶风寒也，此不恶寒而发热口干，则脉之动数，证之自汗乃午后热甚，又从可知也，**分明热已见其端**言发热口干等症乃热邪内出，阴液受伤使然也。**风淫于内应何治**若用桂枝则犯阳盛则毙之戒，**惟用银翘效可占**银翘散乃辛凉苦甘、清毒解热之剂，于上焦温病最为合宜，故效可占。

此节为身热、自汗、口渴等症出其方治也。合而观之，见温病之初起恶寒者，主以桂枝；不恶寒者，主以银翘也。此与仲景之伤寒无汗用麻黄，有汗用桂枝其理则一。

桂枝汤：其分量煎法、服法及将息法，惟《长沙方歌括》《伤寒论翼》《御纂医宗金鉴》等书论最详，予不敢妄谮一词也。

银翘散方歌：

银翘一两取辛凉，用散原为解热方。

桔薄六钱甘豉五，四钱竹叶六牛蒡。

轻清过煮味多厚，恐入中焦伴热肠。

香气出时宜取服，煎时须用苇根汤。

五、太阴温病，恶风寒，服桂枝汤已，恶寒解，余病不解者，银翘散主之；余证悉减者，减其制。

太阴温病，总上条所举而言也。恶寒已解，是全无风寒，止余温病，即禁辛温法，改从辛凉。减其制者，减银翘散之制也。

【歌诀】

恶寒虽服桂枝汤，已解言恶寒已解也便宜别处方言不可再服桂枝汤。余病虽然未解罢余病，此指身热、自汗、口渴症犹在而言，**银翘主治法**吴瑭本文云服桂枝汤已，恶寒解，余病未解者，银翘散主之。

【医案】

1. 王某，男，24 岁，学生。1989 年 4 月 9 日初诊。昨日活动后汗出当风，今晨起发热恶寒（体温 38.7℃），伴见头痛、咽痛、口渴，轻微咳嗽，无痰，舌苔薄白，舌尖红，脉浮数。证属风热袭肺，肺卫失宣。治宜辛凉宣透。

方选银翘散加味：银花、连翘各 12g，杏仁、桔梗、牛蒡子、芦根、玄参、竹叶各 10g，豆豉、荆芥穗、薄荷、甘草各 6g。

服用 2 剂后，恶寒罢，发热除，仍感口渴，伴轻咳。以原方去豆豉、荆芥穗，加桑叶 10g 宣肺止咳，天花粉 15g 生津止渴，再服 1 剂而愈。

选自《精选温病医案解析 110 例》

2. 张某，67 岁，甲申年正月十六日。本有肝郁，又受不正之时令浊气，故舌黑苔，口苦，胸痛，头痛，脉不甚数。不渴者年老体虚，不能及时传化邪气也。法宜辛凉芳香。

连翘三钱　桔梗三钱　豆豉三钱　荆芥二钱　薄荷钱半　生甘草一钱　郁金二钱　元参三钱　银花三钱　藿梗三钱　共为粗末，芦根汤煎。

选自《吴鞠通医案》

3. 张某，女，54 岁，重庆市荣昌区龙集镇人。2019 年 3 月 13 日初诊。

主诉：夜间反复发热 2 周。病人 2 周前出现傍晚起至夜间汗出发热，体温高达 38 ~ 39℃，晨起汗出热退。血常规：白细胞 16.0×10^9/L，中性粒细胞 86.6%，淋巴细胞比例 10.1%，中性

细胞数 $12.87 \times 10^9/L$，血小板 $364 \times 10^9/L$。口服中西药物及输液治疗抗感染，效果不明显。刻诊：面色微黄，神疲乏力，口干不适，精神不振，稍有畏寒，舌淡红，边尖有红点，苔薄白而干，脉浮滑略数。

诊断：风温发热，卫气同病。

处方：银翘散加减。

金银花20g，连翘20g，桔梗15g，荆芥15g，青蒿20g，淡竹叶10g，炒牛蒡子12g，薄荷12g，芦根20g，甘草10g，生石膏30g，葛根30g。

3剂，2日1剂，水煎服。

3月18日复诊：述服上药后夜间发热、汗出已无，精神好转，稍有口干，头闷，舌淡红，苔薄白，脉略滑。效不更方，仍予上方加白芷10g，2剂，继清余热。病愈。

（刘世峰医案）

六、太阴风温，但咳，身不甚热，微渴者，辛凉轻剂，桑菊饮主之。

咳，热伤肺络也。身不甚热，病不重也。渴而微，热不甚也。恐病轻药重，故另立轻剂方。

辛凉轻剂桑菊饮方

杏仁（二钱）　连翘（一钱五分）　薄荷（八分）　桑叶（二钱五分）　菊花（一钱）　苦梗（二钱）　甘草（八分）　苇根（二钱）

水二杯，煮取一杯，日二服。二三日不解，气粗似喘，燥在气分者，加石膏、知母；舌绛，暮热甚燥，邪初入营，加元参二钱，犀角一钱；在血分者，去薄荷、苇根，加麦冬、细生地、玉竹、丹皮各二钱；肺热甚，加黄芩；渴者，加花粉。

方论：此辛甘化风、辛凉微苦之方也。盖肺为清虚之脏，微苦则降，辛凉则平，立此方所以避辛温也。今世咸用杏苏散通治四时咳嗽，不知杏苏散辛温，只宜风寒，不宜风温，且有不分表里之弊。此方独取桑叶、菊花者，桑得箕星之精，箕好风，风气通于肝，故桑叶善平肝风。春乃肝令而主风，木旺金衰之候，故抑其有余。桑叶芳香有细毛，横纹最多，故亦走肺络而宣肺气。菊花晚成，芳香味甘，能补金水二脏，故用之以补其不足。风温咳嗽，虽系小病，常见误用辛温重剂，销烁肺液，致久嗽成劳者，不一而足。圣人不忽于细，必谨于微，医者于此等处，尤当加意也。

【歌诀】

风温咳渴热邪轻*轻字可味，言咳、渴、身热等症皆轻也*，桑菊名方妙义存*方论云：肺为清灵之脏，微苦则降，辛凉则平，桑叶善平肝风且走肺络，菊花晚成芳香味甘，能补金水二脏，故方名桑菊饮也*。薄荷连翘同桔梗，杏泥甘草与苇根*风温咳嗽虽系小病，若误用辛温，鲜有不久咳成劳*。

七、太阴温病，脉浮洪、舌黄、渴甚、大汗、面赤、恶热者，辛凉重剂白虎汤主之。

脉浮洪，邪在肺经气分也。舌黄，热已深。渴甚，津已伤也。大汗，热逼津液也。面赤，火炎上也。恶热，邪欲出而未遂也。辛凉平剂焉能胜任？非虎啸风生，金飙退热，而又能保津液不可，前贤多用之。

辛凉重剂白虎汤方

生石膏（一两，研） 知母（五钱） 生甘草（三钱） 白粳米（一合）

水八杯，煮取三杯，分温三服，病退减后服，不知再作服。

方论：义见法下，不再立论，下仿此。

八、太阴温病，脉浮大而芤，汗大出，微喘，甚至鼻孔扇者，白虎加人参汤主之。脉若散大者，急用之，倍人参。

浮大而芤，几于散矣，阴虚而阳不固也。补阴药有鞭长莫及之虞，惟白虎退邪阳，人参固正阳，使阳能生阴，乃救化源欲绝之妙法也。汗涌、鼻扇、脉散，皆化源欲绝之征兆也。

白虎加人参汤方

即于前方内，加人参三钱。

九、白虎本为达热出表，若其人脉浮弦而细者，不可与也；脉沉者，不可与也；不渴者，不可与也；汗不出者，不可与也。常须识此，勿令误也。

此白虎之禁也。按白虎慓悍，邪重非其力不举，用之得当，原有立竿见影之妙。若用之不当，祸不旋踵。懦者，多不敢用，未免坐误事机；孟浪者，不问其脉证之若何，一概用之，甚至石膏用至斤余之多，应手而效者固多，应手而毙者亦复不少。皆未真知确见其所以然之故，故手下无准的也。

【歌诀】

气粗似喘病稍重重字与前句的轻字相应，言咳、渴、身热等症稍重也，知母石膏清肺金。暮热舌红营受困本论云舌绛暮热，营受困也，元参犀角可兼烹。

太阴温病脉浮洪浮洪属阳，邪在太阴气分，渴甚津已伤矣舌黄热已深矣胃热重因胃热灼金，故舌黄渴甚。大汗面烧大汗、面烧，乃实火逼津液身若火邪欲出而未遂也，辛凉白虎建奇功白虎为西方金神，汤名白虎取金得令，火气自除之义。若兼鼻扇汗如涌化源欲绝之象，微喘人参倍入同言白虎汤倍加人参。退热虽然推白虎，用之不当反成凶本论云：白虎本为达热出表，若其人脉浮而弦者不可与也，肺沉者不可与也，不渴者不可与也，汗不出者不可与也。

此脉洪、渴甚、大汗、身似火四句与前文风温渴咳条合看，自有轻重之别。鼻扇二字，汗如泉涌、微喘二句是为白虎立戒也白虎汤，《伤寒论》辨之最详，无庸复赘。

十三、太阴病得之二三日，舌微黄，寸脉盛，心烦懊恼，起卧不安，欲呕不得呕，无中焦证，栀子豉汤主之。

温病二三日，或已汗，或未汗，舌微黄，邪已不全在肺中矣。寸脉盛，心烦懊□，起卧不安，欲呕不得，邪在上焦膈中也。在上者，因而越之，故涌之以栀子，开之以香豉。

栀子豉汤方（酸苦法）

栀子（五枚，捣碎）　香豆豉（六钱）

水四杯，先煮栀子，数沸后，纳香豉，煮取二杯。先温服一杯，得吐止后服。

【歌诀】

太阴温病舌微黄，寸盛^{即两寸独大之变文}心烦欲呕将，起卧不安因热盛，论中栀豉有奇长。

十五、太阴温病，寸脉大，舌绛而干，法当渴，今反不渴者，热在营中也，清营汤去黄连主之。

渴乃温之本病，今反不渴，滋人疑惑。而舌绛且干，两寸脉大，的系温病。盖邪热入营，蒸腾营气上升，故不渴。不可疑不渴非温病也。故以清营汤清营分之热，去黄连者，不欲其深入也。

清营汤（见暑温门中）

【歌诀】

上焦温热舌深红，反无口渴是何焉^{渴乃是舌红干燥者之本病，又况寸脉大，今反不渴者，是何故}。热蒸营气升腾达^{不渴者邪热入营，故虽舌干而口不渴也}，可用清营汤名去独连^{不渴者可见到舌绛，舌绛而干反不渴也，这是因为营属阴，热邪侵入，反而蒸腾营气上升的缘故，因黄连味苦入心，苦能化燥，故不用}。

此条乃承"或不渴"三字立论，以曲畅提纳之奥义，为"或不渴"一字点眼也，读者宜合而思之。

清营汤^{咸寒苦甘法}

犀角^{三钱，水牛角代}　生地^{五钱}　元参^{三钱}　竹叶心^{一钱}　麦冬^三

钱 丹参二钱 黄连一钱五分 银花三钱 连翘二钱，连心用

方歌：

清营汤即麦门冬，生地玄参犀角同。

竹叶丹参加黄连，银翘解毒奏奇功。

【医案】

舌边赤，昏谵，早轻夜重，斑疹隐约，是温湿已入血络。夫心主血，邪干膻中，渐至结闭，为昏痉之危。苦味沉寒，竟入中焦，消导辛温，徒劫胃汁，皆温邪大禁。议清疏血分轻剂以透斑，更参入芳香逐秽，以开内窍。近代喻嘉言申明戒律，宜遵也。

犀角 玄参 连翘 银花 石菖蒲

先煎至六分，后和入雪白金汁一杯，临服研入周少川牛黄丸一丸。

又 脉虚，舌赤消渴。伏暑热气，过卫入营。治在手厥阴。

竹叶 犀角 生地 麦冬 元参

选自《临证指南医案》

十六、太阴温病，不可发汗。发汗而汗不出者，必发斑疹；汗出过多者，必神昏谵语。发斑者，化斑汤主之；发疹者，银翘散去豆豉，加细生地、丹皮、大青叶，倍元参主之。禁升麻、柴胡、当归、防风、羌活、白芷、葛根、三春柳。神昏谵语者，清宫汤主之，牛黄丸、紫雪丹、局方至宝丹亦主之。

温病忌汗者，病由口鼻而入，邪不在足太阳之表，故不得伤

太阳经也。时医不知而误发之,若其人热甚血燥不能蒸汗,温邪郁于肌表血分,故必发斑疹也。若其人表疏,一发而汗出不止,汗为心液,误汗亡阳,心阳伤而神明乱,中无所主,故神昏。心液伤而心血虚,心以阴为体,心阴不能济阳,则心阳独亢。心主言,故谵语不休也,且手经逆传,世罕知之,手太阴病不解,本有必传手厥阴心包之理,况又伤其气血乎!

化斑汤方

石膏(一两) 知母(四钱) 生甘草(三钱) 元参(三钱) 犀角(二钱) 白粳米(一合)

水八杯,煮取三杯,日三服。渣,再煮一钟,夜一服。

方论:此热淫于内,治以咸寒,佐以苦甘法也。前人悉用白虎汤作化斑汤者,以其为阳明证也。阳明主肌肉,斑家遍体皆赤,自内而外,故以石膏清肺胃之热,知母清金保肺而治阳明独胜之热,甘草清热解毒和中,粳米清胃热而保胃液,白粳米阳明燥金之岁谷也。本论独加元参、犀角者,以斑色正赤,木火太过,其变最速,但用白虎燥金之品,清肃上焦,恐不胜任,故加元参启肾经之气,上交于肺,庶水天一气,上下循环,不致泉源暴绝也。犀角咸寒,禀水木火相生之气,为灵异之兽,具阳刚之体,主治百毒蛊疰,邪鬼瘴气,取其咸寒,救肾水,以济心火,托斑外出,而又败毒辟瘟也;再病至发斑,不独在气分矣,故加二味凉血之品。

银翘散去豆豉加细生地丹皮大青叶倍元参方

即于前银翘散内去豆豉,加加细生地四钱,大青叶三钱,丹皮三钱,元参加至一两。

方论：银翘散义见前。加四物，取其清血热；去豆豉，畏其温也。

按：吴又可有托里举斑汤，不言疹者，混斑疹为一气也。考温病中发疹者十之七八，发斑者十之二三。盖斑乃纯赤或大片，为肌肉之病，故主以化斑汤，专治肌肉；疹系红点高起，麻、瘄、疹皆一类，系血络中病，故主以芳香透络，辛凉解肌，甘寒清血也。其托里举斑汤方中用归、升、柴、芷、穿山甲，皆温燥之品，岂不畏其灼津液乎？且前人有痘宜温、疹宜凉之论，实属确见，况温疹更甚于小儿之风热疹乎！其用升、柴，取其升发之义，不知温病多见于春夏发生之候，天地之气，有升无降，岂用再以升药升之乎？且经谓：冬藏精者，春不病温。是温病之人，下焦精气久已不固，安庸再升其少阳之气，使下竭上厥乎？经谓"无实实，无虚虚，必先岁气，无伐天和"，可不知耶？后人皆尤而效之，实不读经文之过也。

再按：时人发温热之表，二三日汗不出者，即云斑疹蔽伏，不惟用升、柴、羌、葛，且重以山川柳发之。不知山川柳一岁三花，故得三春之名。俗传音三春为山川。此柳古称柽木，《诗》所谓"其柽其椐"者是也。其性大辛大温，生发最速，横枝极细，善能入络，专发虚寒白疹，若温热气血沸腾之赤疹，岂非见之如雠仇乎？夫善治温病者，原可不必出疹，即有邪郁二三日，或三五日，既不得汗，有不得不疹之势，亦可重者化轻，轻者化无。若一派辛温刚燥，气受其灾，而移热于血，岂非自造斑疹者乎？再时医每于疹已发出，便称放心，不知邪热炽甚之时，正当谨慎，一有疏忽，为害不浅。再，疹不忌泻，若里结，须微通之，不可令大泄致内虚下陷。法在中焦篇。

清宫汤方

元参心（三钱）　莲子心（五分）　竹叶卷心（二钱）　连翘心（二钱）　犀角尖（二钱，磨冲）　连心麦冬（三钱）

加减法：热痰盛，加竹沥、梨汁各五匙；咯痰不清，加瓜蒌皮一钱五分；热毒盛加金汁、人中黄；渐欲神昏加银花三钱，荷叶二钱，石菖蒲一钱。

方论：此咸寒甘苦法，清膻中之方也。谓之清宫者，以膻中为心之宫城也。俱用心者，凡心有生生不已之意，心能入心，即以清秽浊之品，便补心中生生不已之生气，救性命于微芒也。火能令人昏，水能令人清。神昏谵语，水不足而火有余，又有秽浊也。且离以坎为体，元参味苦属水，补离中之虚；犀角灵异味咸，辟秽解毒，所谓灵犀一点通，善通心气，色黑补水，亦能补离中之虚，故以二物为君。莲心甘苦咸，倒生根，由心走肾，能使心火下通于肾，又回环上升，能使肾水上潮于心，故以为使。连翘象心，心能退心热。竹叶心锐而中空，能通窍清火，故以为佐。麦冬之所以用心者，《本经》称其主心腹结气、伤中伤饱、胃脉络绝，试问去心，焉能散结气、补伤中、通伤饱、续胃脉络绝哉？盖麦冬禀少阴癸水之气，一本横生，根颗连络，有十二枚者，有十四五枚者，所以然之故，手足三阳三阴之络，共有十二，加任之尾翳，督之长强，共十四，又加脾之大络，共十五。此物性合人身自然之妙也，惟圣人能体物象，察物情，用麦冬以通续络脉。命名与天冬并称门冬者，冬主闭藏，门主开转，谓其有开合之功能也。其妙处全在一心之用。从古并未有去心之明文。张隐庵谓不知始自何人，相沿已久而不可改。瑭遍考始知自陶弘景始也。盖陶氏惑于"诸心入心，能令人烦"之一语。不知麦冬无毒，载在上品，久服身轻，安能令人烦哉？如参、术、芪、草，以及诸仁诸子，莫不有心，亦皆能令人烦而悉去之哉！陶氏之去麦冬心，智者千虑之失也。此方独取其心，以散心中秽浊之结气，故以之为臣。

安宫牛黄丸方

牛黄（一两）　郁金（一两）　犀角（一两）　黄连（一两）　朱砂（一两）　梅片（二钱五分）　麝香（二钱五分）　真珠（五钱）　山栀（一两）　雄黄（一两）　金箔衣　黄芩（一两）

上为极细末，炼老蜜为丸，每丸一钱，金箔为衣，蜡护。脉虚者，人参汤下；脉实者，银花薄荷汤下；每服一丸。兼治飞尸卒厥、五痫、中恶、大人小儿痉厥之因于热者。大人病重体实者，日再服，甚至日三服；小儿服半丸，不知再服半丸。

方论：此芳香化秽浊而利诸窍，咸寒保肾水而安心体，苦寒通火腑而泻心用之方也。牛黄，得日月之精，通心主之神；犀角主治百毒、邪鬼瘴气；真珠得太阴之精，而通神明，合犀角补水救火；郁金，草之香；梅片，木之香（按冰片，洋外老杉木浸成，近世以樟脑打成伪之，樟脑发水中之火，为害甚大，断不可用）；雄黄，石之香；麝香，乃精血之香。合四香以为用，使闭锢之邪热，温毒深在厥阴之分者，一齐从内透出，而邪秽自消，神明可复也。黄连泻心火，栀子泻心与三焦之火，黄芩泻胆、肺之火，使邪火随诸香一齐俱散也。朱砂补心体，泻心用，合金箔坠痰而镇固，再合真珠、犀角为督战之主帅也。

紫雪丹方（从《本事方》去黄金）

滑石（一斤）　石膏（一斤）　寒水石（一斤）　磁石（水煮二斤，捣煎去渣，入后药）　羚羊角（五两）　木香（五两）　犀角（五两）　沉香（五两）　丁香（一两）　升麻（一斤）　元参（一斤）　炙甘草（半斤）

以上八味，共捣锉入前药汁中煎，去渣，入后药：朴硝、硝石各二斤，提净，入前药汁中，微火煎，不住手将柳木搅，候汁欲凝，再加入后二味：辰砂三两，研细，麝香一两二钱，研细，入前药拌匀。合成，退火气，冷水调服一二钱。

方论：诸石利水火而通下窍。磁石、元参补肝肾之阴而上济君火。犀角、羚羊泻心、胆之火。甘草和诸药而败毒，且缓肝急。诸药皆降，独用一味升麻，盖欲降先升也。诸香化秽浊，或开上窍，或开下窍，使神明不致坐困于浊邪而终不克复其明也。丹砂色赤，补心而通心火，内含汞而补心体，为坐镇之用。诸药用气，硝独用质者，以其水卤结成，性峻而易消，泻火而散结也。

《局方》至宝丹方

犀角（一两，镑）　朱砂（一两，飞）　琥珀（一两，研）玳瑁（一两，镑）　牛黄（五钱）　麝香（五钱）

以安息重汤炖化，和诸药为丸一百丸，蜡护。

方论：此方荟萃各种灵异，皆能补心体，通心用，除邪秽，解热结，共成拨乱反正之功。大抵安宫牛黄丸最凉，紫雪次之，至宝又次之，主治略同，而各有所长，临用对证斟酌可也。

【歌诀】

太阴温病不宜汗，汗不出时斑疹见温病忌汗，若误发之，其人热甚血燥不能蒸汗而出，热邪郁于肌表之血分而发斑发疹也。斑色赤分属阳明，或兼肿硬成一片。阳明须用化斑汤，白虎玄参犀角伴白虎汤加玄参、犀角名化斑汤，阳明外主肌肉，斑家遍体赤甚，肿硬成片者，以白虎汤清肺胃之热邪，加元参起肾水以交肺，加犀角之咸寒托斑外出而又败毒解瘟也。如麻红点见而高，血络受邪为难散。疹用辛凉非妄谈，银翘去豉加宜玩言银翘散去豆豉加细生地四钱，大青叶三钱，丹皮三钱，元参重用可加一两。盖疹与斑有渊之别，发斑则遍身皆赤，或肿硬成片，疹形如麻但红点小而高，此血络受邪，故于银翘内加此四味，取其能清血热，去豆豉者畏其温也。汗多谵语属亡阳，心液受伤神内乱温病没汗，若其人表虚，一发而汗出不止，汗乃心液，过汗亡阳，神明内乱，中无所主则神昏，且汗与心液异名同类，心血受伤则心阳独乱，故谵语不休。汤有清宫去热邪汤名清者，以膻中为心之宫城，清宫城即所谓清心也，庸医见此惭肤见世医之治温病而用羌、独、荆、防、参、苓、芎、芷一派辛温之品，以致病变重。

太阴温病忌汗，汗出而亦变证，汗不出而亦变证也。

清宫汤方歌：

> 清宫犀角与元参，莲子连翘同麦门。
>
> 竹叶六般须煮服，用心妙义可思存。

五味皆用心药者，皆有生生不已之意，心药入心即清秽浊之品，使补心中生生不已之气，救性命于危亡也。

暑　温

二二、形似伤寒，但右脉洪大而数，左脉反小于右，口渴甚，面赤，汗大出者，名曰暑温，在手太阴，白虎汤主之；脉芤甚者，白虎加人参汤主之。

此标暑温之大纲也。按温者热之渐，热者温之极也。温盛为热，木生火也。热极湿动，火生土也。上热下湿，人居其中而暑成矣。若纯热不兼湿者，仍归前条温热例，不得混入暑也。形似伤寒者，谓头痛、身痛、发热恶寒也。水火极不同性，各造其偏之极，反相同也。故经谓：水极而似火也，火极而似水也。伤寒，伤于水气之寒，故先恶寒而后发热，寒郁人身卫阳之气而为热也，故仲景《伤寒论》中，有已发热或未发之文。若伤暑则先发热，热极而后恶寒。盖火盛必克金，肺性本寒，而复恶寒也。然则伤暑之发热恶寒虽与伤寒相似，其所以然之故实不同也，学者诚能究心于此，思过半矣。脉洪大而数，甚则芤，对伤寒之脉浮紧而言也。独见于右手者，对伤寒之左脉大而言也，右手主上焦气分，且火克金也，暑从上而下，不比伤寒从下而上，左手主下焦血分也，故伤暑之左脉反小于右。口渴甚面赤者，对伤寒太阳证面不赤，口不渴而言也。火烁津液，故口渴。火甚未有不烦者，面赤者，烦也。烦字从火从页，谓火现于面也。汗大出者，对伤寒汗不出而言也。首白虎例者，盖白虎乃秋金之气，所以退烦暑，白虎乃暑温之正例也，其源出自《金匮》，守先圣之成法也。

白虎汤、白虎加人参汤方（并见前）。

二四、手太阴暑温，如上条证，但汗不出者，新加香薷饮主之。

证如上条，指形似伤寒，右脉洪大，左手反小，面赤口渴而言。但以汗不能自出，表实为异，故用香薷饮发暑邪之表也。按香薷辛温芳香，能由肺之经而达其络。鲜扁豆花，凡花皆散，取其芳香而散，且保肺液，以花易豆者，恶其呆滞也。夏日所生之物，多能解暑，惟扁豆花为最。如无花时，用鲜扁豆皮。若再无此，用生扁豆皮。厚朴苦温，能泻实满。厚朴，皮也，虽走中焦，究竟肺主皮毛，以皮从皮，不为治上犯中。若黄连、甘草，纯然里药，暑病初起，且不必用，恐引邪深入，故易以连翘、银花取其辛凉达肺经之表，纯从外走，不必走中也。

温病最忌辛温，暑证不忌者，以暑必兼湿，湿为阴邪，非温不解。故此方香薷、厚朴用辛温，而余则佐以辛凉云。下文湿温论中，不惟不忌辛温，且用辛热也。

新加香薷饮方（辛温复辛凉法）

香薷（二钱）　银花（三钱）　鲜扁豆花（三钱）　厚朴（二钱）　连翘（二钱）

水五杯，煮取二杯。先服一杯，得汗，止后服；不汗，再服；服尽不汗，再作服。

暑温初起似伤寒言头疼、身痛、发热、恶寒也，右寸肺脉洪数大占洪、大、数三脉属阳，此热伤肺气也。面赤暑为阳邪口干热伤津液也玄府毛窍也闭，虽云表实肺居先暑温初起表无汗，乃肺之皮毛闭拒，非太阳经也。香薷发汗兼除湿香薷饮发汗除湿，暑温初起表实无汗者宜，再按温病忌辛温，暑温不忌者，以暑必兼湿，湿为阴邪，非辛温不能解，再益银翘可退烦香薷饮加银花、连翘，名新加香薷饮，连、翘辛凉可退烦暑，香薷加此二味乃辛温复辛凉法也。汗出即当投白虎，金飙一起息炎炎白虎汤辛凉清肺热，暑温出者宜之。

此言暑温初起无汗，用新加香薷饮；有汗，用白虎汤。与温病初起恶寒用桂枝汤，不恶寒用银翘散立法一也。

二五、手太阴暑温，服香薷饮，微得汗，不可再服香薷饮重伤其表，暑必伤气，最令表虚，虽有余证，知在何经，以法治之。

按：伤寒非汗不解，最喜发汗；伤风亦非汗不解，最忌发汗，只宜解肌。此麻、桂之异其治，即异其法也。温病亦喜汗解，最忌发汗，只许辛凉解肌，辛温又不可用，妙在导邪外出，俾营卫气血调和，自然得汗，不必强责其汗也。若暑温、湿温，则又不然。暑非汗不解，可用香薷发之。发汗之后，大汗不止，仍归白虎法。固不比伤寒、伤风之漏汗不止，而必欲桂、附护阳实表，亦不可屡虚其表，致令厥脱也，观古人暑门有生脉散法，其义自见。

【歌诀】

暑温表实用香薷，服后周身汗已疏。忽谓再投病悉解，表虚气损服何如香薷饮虽暑证之正药，亦为无汗可用，服后得汗即不宜用。

此条为香薷立戒，恐人轻用重虚其表反引邪入也。

二六、手太阴暑温，或已经发汗，或未发汗，而汗不止，烦渴而喘，脉洪大有力者，白虎汤主之；脉洪大而芤者，白虎加人参汤主之；身重者，湿也，白虎加苍术汤主之；汗多脉散大，喘喝欲脱者，生脉散主之。

此条与上文少异者，只已经发汗一句。

白虎加苍术汤方

即于白虎汤内加苍术三钱。

汗多而脉散大，其为阳气发泄太甚，内虚不可留恋可知。生脉散酸甘化阴，守阴所以留阳，阳留，汗自止也。以人参为君，所以补肺中元气也。

生脉散方（酸甘化阴法）

人参（三钱） 麦冬（二钱，不去心） 五味子（一钱）

水三杯，煮取八分二杯，分二次服，渣再煎服。脉不敛，再作服，以脉敛为度。

【歌诀】

汗多津液必重伤，烦渴喘兮白虎汤。脉大而芤参倍入，若兼身重可加苍身重者，湿也，此暑皆湿，苍术除湿也。汗多脉散汗多而脉散大，其为阳气发泄太甚，内虚不可留恋可知宜生脉，气味酸甘复恋阳生脉散酸甘化阴，守阴即所谓留阳，阳留则汗自止，汗止则脉亦平也。此法昭然人易识，方书备载细添详。

此条为暑温汗多立法，所以救误汗之坏证也。即未误汗而热炽甚，津越汗多亦无不慎。

二七、手太阴暑温，发汗后，暑证悉减，但头微胀，目不了了，余邪不解者，清络饮主之。邪不解而入中下焦者，以中下法治之。

既曰余邪，不可用重剂明矣，只以芳香轻药，清肺络中余邪足矣。倘病深而入中下焦，又不可以浅药治深病也。

清络饮方（辛凉芳香法）

鲜荷叶边（二钱）　鲜银花（二钱）　西瓜翠衣（二钱）　鲜扁豆花（一枝）　丝瓜皮（二钱）　鲜竹叶心（二钱）

水二杯，煮取一杯，日二服。凡暑伤肺经气分之轻证皆可用之。

【歌诀】

汗后谓服香薷饮汗出之后也诸般症谓发热、恶寒、身疼、头痛也已轻谓解也，但头微胀目昏昏昏昏即不了了也。只宜清络辛凉剂汗后诸症悉解，但头微胀、目不了了者，乃阴邪耳，只用清络饮清肺络中之热而自愈矣，不必用白虎，亦不必用生脉散也，荷叶银花与竹心，扁豆二瓜能退热，勿疑卑贱不投门清络饮药虽卑贱，服有殊能。

二八、手太阴暑温，但咳无痰，咳声清高者，清络饮加甘草、桔梗、甜杏仁、麦冬、知母主之。

咳而无痰，不嗽可知。咳声清高，金音清亮，久咳则哑，偏于火而不兼湿也。即用清络饮，清肺络中无形之热，加甘、桔开提，甜杏仁利肺而不伤气，麦冬、知母保肺阴而制火也。

清络饮加甘桔甜杏仁麦冬知母汤方

即于清络饮内，加甘草一钱、枯梗二钱、甜杏仁二钱、麦冬三钱、知母二钱。

【歌诀】

无痰但咳声清朗声清朗，无痰邪热壅肺也，甘甘草桔桔梗麦冬知知母杏仁言清络饮加此五味也。

此条乃暑温汗后余邪未解，所以补香薷饮之未及，又赞清络饮之奇能也。

三二、暑温，寒热，舌白不渴，吐血者，名曰暑瘵，为难治，清络饮加杏仁薏仁滑石汤主之。

寒热，热伤于表也；舌白不渴，湿伤于里也，皆在气分。而又吐血，是表里气血俱病，岂非暑瘵重证乎？此证纯清则碍虚，纯补则碍邪，故以清络饮清血络中之热，而不犯手；加杏仁利气，气为血帅故也；薏仁、滑石利在里之湿，冀邪退气宁而血可止也。

清络饮加杏仁薏仁滑石汤方

即于清络饮内加杏仁二钱、滑石末三钱、薏仁三钱，服法如前。

【歌诀】

暑瘵舌白、不渴、寒热、吐血，名曰暑瘵由来治最难暑瘵乃外伤于表，内伤于湿，表里气血俱病，在治疗上就有治邪碍虚，治虚碍邪，故曰难治，饮投清络勿疑偏。再加薏滑湿邪去，降气杏仁得两全清络饮清血络之热，加苡仁、滑石以利里湿，杏仁降气则血不升，故曰两得其全也。

湿 温

四三、头痛，恶寒，身重疼痛，舌白不渴，脉弦细而濡，面色淡黄，胸闷不饥，午后身热，状若阴虚，病难速已，名曰湿温。汗之则神昏耳聋，甚则目瞑不欲言；下之则洞泄；润之则病深不解。长夏、深秋、冬日同法，三仁汤主之。

头痛，恶寒，身重疼痛，有似伤寒，脉弦濡，则非伤寒矣。舌白不渴，面色淡黄，则非伤暑之偏于火者矣。胸闷不饥，湿闭清阳道路也。午后身热，状若阴虚者，湿为阴邪，阴邪自旺于阴分，故与阴虚同一午后身热也。湿为阴邪，自长夏而来，其来有渐，且其性氤氲黏腻，非若寒邪之一汗即解，温热之一凉即退，故难速已。世医不知其为湿温，见其头痛恶寒、身重疼痛也，以为伤寒而汗之，汗伤心阳，湿随辛温发表之药蒸腾上逆，内蒙心窍则神昏，上蒙清窍则耳聋、目瞑、不言。见其中满不饥，以为停滞而大下之，误下伤阴，而重抑脾阳之升，脾气转陷，湿邪乘势内渍，故洞泄。见其午后身热，以为阴虚，而用柔药润之，湿为胶滞阴邪，再加柔润阴药，二阴相合，同气相求，遂有锢结而不可解之势。惟以三仁汤轻开上焦肺气，盖肺主一身之气，气化则湿亦化也。湿气弥漫，本无形质，以重浊滋味之药治之，愈治愈坏。伏暑湿温，吾乡俗名秋呆子，悉以陶氏《六书》法治之，不知从何处学来。医者呆，反名病呆，不亦诬乎！再按：湿温较诸温，病势虽缓而实重。上焦最少，病势不甚显张，中焦病最多，详见中焦篇，以湿为阴邪故也，当于中焦求之。

三仁汤方

杏仁（五钱）　飞滑石（六钱）　白通草（二钱）　白蔻仁（二钱）　竹叶（二钱）　厚朴（二钱）　生薏仁（六钱）　半夏（五钱）

甘澜水八碗，煮取三碗，每服一碗，日三服。

【歌诀】

长夏炎威气下临，六阳出地两氤氲。诸般品物生霉烂，动物败坏诸虫生。证明天候不一定，人在气交行坐卧，难免不受气熏蒸。奔走长途与劳动，汗多伤液耗真阴。坐卧地下伤生冷，脾阳下陷损精神，抵抗力衰致生命。幸有吴瑭著湿温，根据《内经》土纳湿，并据长夏地气升，除邪方书已载定，独出心裁立法新，一身精力在温病，二十余年阅历深，条例不多包括尽，发出先哲未发明，果能认识无差错，效如桴鼓影随行。

头痛恶寒身重疼，症似伤寒难辨明。脉现弦濡非寒证，舌白不渴非暑情，面色淡黄湿见影，胸闷不饥湿闭清。午后热似阴虚现，病难速已名湿温。汗之耳聋必神昏，甚则目瞑懒出声，下则洞泄润则凝，三仁汤服显奇能。

【医案】

1. 曹。水谷不运，湿聚气阻，先见喘咳，必延漫肿胀。治在气分。

杏仁　厚朴　苡仁　广白皮　苏梗　白通草

选自《临证指南医案》

2. 患者刘某，女，62，北京中央高级党校家属。1982 年 8 月 12 日初诊。

未明原因发热半月余，体温波动于 37.1 ~ 38.5℃之间。半月来白细胞总数（18 ~ 20）×10⁹/L，嗜中性粒细胞 0.75 ~ 0.90，淋巴细胞 0.10 ~ 0.25。本医疗单位一直认为有炎症，使用青霉素及红霉素，治疗半个月来发热不退，白细胞不降。患者体力逐渐衰惫，以"原因不明发热、白细胞增高"转院治疗。当时主要症状为头部晕胀而痛，有沉重感，轻度咳嗽少痰，胸闷脘痞，恶心，呕吐黏液，食欲不振，长年大便干燥。患者体格中等，因难受而呻吟不止。舌质红而苔黄腻，脉象偏濡。无神经及脑膜刺激征，心肺未发现异常改变，肝脾未能触及。考虑为湿热郁阻气分。用三仁汤加味：苡仁 30g，蔻仁 8g，杏仁 10g，竹叶 10g，厚朴 10g，枇杷叶 12g，甘草 6g。

每日煎服 1 剂。服用 8 剂后，发热逐渐下降，体温不过 37℃，恶心呕吐消失，仍感头部昏沉作痛，但较前为轻，胸脘痞闷，大便偏干，舌脉如前。仍宗前法加晚蚕沙 15g，酒军 6g。再服 4 剂。

至 8 月 24 日三诊，患者体温下降后一直正常，头部沉痛、胸脘痞闷等症状基本消失。复查白细胞降至正常。素有神经官能症、睡眠不佳等，遂转治痼疾。

选自《精选温病医案解析 110 例》

3. 荣，十五岁，乙丑六月十一日。暑温夹痰饮怒郁，故脉芤身热而胁痛，误用足六经表药，烦躁不宁，六日不解，至危之证。

生香附三钱，旋覆花三钱，连翘二钱，藿梗三钱，生石膏四钱，杏仁三钱，薄荷一钱，郁金二钱。

每帖煮两杯，分二次服。三时一帖，服二日大见效再商。

十三日，于前方内加青橘叶二钱，鲜荷叶边一张，芦根五钱。

暑伤足太阴，发为膜胀，渴不欲饮，饮则呕，身微热，舌白滑，肢逆，二便闭塞，病在中焦居多，以香开六腑浊气为主。

半夏五钱，藿梗三钱，广皮二钱，枳实三钱，厚朴四钱，生香附三钱，郁金二钱，生苡仁三钱，白蔻仁二钱，杏泥三钱，旋覆花三钱。

煮两杯，分二次服。今日一帖，明日一帖。

选自《吴鞠通医案》

四四、湿温邪入心包，神昏肢逆，清宫汤去莲心、麦冬，加银花、赤小豆皮，煎送至宝丹，或紫雪丹亦可。

湿温着于经络，多身痛身热之候，医者误以为伤寒而汗之，遂成是证。仲景谓湿家忌发汗，发汗则病痉。湿热相搏，循经入络，故以清宫汤清包中之热邪，加银花、赤豆以清湿中之热，而又能直入手厥阴也。至宝丹去秽浊，复神明。若无至宝，即以紫雪代之。

清宫汤去莲心麦冬加银花赤小豆皮方

犀角（一钱）　连翘心（三钱）　元参心（二钱）　竹叶心（二钱）　银花（二钱）　赤小豆皮（三钱）

至宝丹、紫雪丹方（并见前）。

【歌诀】

湿温邪气入心包，神昏肢逆误汗招。清宫汤内去莲麦，加入银花赤豆熬湿着于经络，身热身痛之后，医者误以为寒而汗之，遂成以上各症，故以清宫汤清包络之热邪，加银花、赤豆以清湿中之热。

四五、湿温喉阻咽痛，银翘马勃散主之。

肺主气，湿温者，肺气不化，郁极而一阴一阳（谓心与胆也）之火俱结也。盖金病不能平木，木反夹心火来刑肺金。喉即肺系，其闭在气分者即阻，闭在血分者即痛也，故以轻药开之。

银翘马勃散方（辛凉微苦法）

连翘（一两）　牛蒡子（六钱）　银花（五钱）　射干（三钱）　马勃（二钱）

上杵为散，服如银翘散法。不痛但阻甚者，加滑石六钱、桔梗五钱、苇根五钱。

【歌诀】

湿温喉阻咽痛疾，肺气不化心胆郁。气闭则血阻分痛，银翘马勃散救急湿阻肺气则金病不能平木，故而木反夹火以刑金。喉即肺系，其闭在气亦或在血分则痛，故以清药开之。

银翘马勃散方歌：

银翘马勃射旁清，阻甚加滑桔苇根。

四六、太阴湿温，气分痹郁而哕者（俗名为呃），

宣痹汤主之。

上焦清阳膹郁，亦能致哕，治法故以轻宣肺痹为主。

宣痹汤（苦辛通法）

枇杷叶（二钱） 郁金（一钱五分） 射干（一钱） 白通草（一钱） 香豆豉（一钱五分）

水五杯，煮取二杯，分二次服。

【歌诀】

湿郁太阴气分痹，清阳不宣成哕逆。宣痹香豉与射干，通草郁金枇杷宜。

四七、太阴湿温，喘促者，《千金》苇茎汤加杏仁、滑石主之。

《金匮》谓：喘在上焦，其息促。太阴湿蒸为痰，喘息不宁，故以苇茎汤轻宣肺气，加杏仁、滑石利窍而逐热饮。若寒饮喘咳者，治属饮家，不在此例。

《千金》苇茎汤加滑石杏仁汤（辛淡法）

苇茎（五钱） 薏苡仁（五钱） 桃仁（二钱） 冬瓜仁（二钱） 滑石（三钱） 杏仁（三钱）

水八杯，煮取三杯，分三次服。

【歌诀】

太阴湿蒸热痰凝，上气喘促气难平喘促在上焦，其息促。太阴湿蒸为痰而喘息不宁，故以苇茎汤宣肺气，加杏仁、滑石以利湿而逐热饮。若寒饮喘咳，不在此例。

《千金》苇茎汤加滑石杏仁汤方歌：

《千金》苇茎加滑杏，苡仁桃仁冬瓜仁。

四九、寒湿伤阳，形寒脉缓，舌淡或白滑，不渴，经络拘束，桂枝姜附汤主之。

载寒湿，所以互证湿温也。按寒湿伤表阳、中经络之证，《金匮》论之甚详，兹不备录。独采叶案一条，以见湿寒、湿温不可混也。形寒脉缓，舌白不渴，而经络拘束，全系寒证，故以姜、附温中，白术燥温，桂枝通行表阳也。

桂枝姜附汤（苦辛热法）

桂枝（六钱）　干姜（三钱）　白术（三钱，生）　熟附子（三钱）

水五杯，煮取二杯，渣，再煮一杯，服。

【歌诀】

此条寒湿俱伤阳，藉证湿温病昭彰。脉缓舌白滑形寒，经络拘束桂姜汤此条载一寒湿证以证明湿温与寒湿不能同混合也，故举出形寒脉缓、舌淡白而滑、不渴、经络拘束者，全系寒证，宜桂枝通阳、姜附温中、白术燥湿。

秋 燥

五四、秋感燥气，右脉数大，伤手太阴气分者，桑杏汤主之。

前人有云：六气之中，惟燥不为病，似不尽然。盖以《内经》少秋感于燥一条，故有此议耳。如阳明司天之年，岂无燥金之病乎？大抵春秋二令，气候较夏冬之偏寒偏热为平和，其由于冬夏之伏气为病者多，其由于本气自病者少，其由于伏气而病者重，本气自病者轻耳。其由于本气自病之燥证，初起必在肺卫，故以桑杏汤清气分之燥也。

桑杏汤方（辛凉法）

桑叶（一钱） 杏仁（一钱五分） 沙参（二钱） 象贝（一钱） 香豉（一钱） 栀皮（一钱） 梨皮（一钱）

水二杯，煮取一杯，顿服之。重者再作服。轻药不得重用，重用必过病所。再一次煮成三杯，其二三次之气味必变，药之气味俱轻故也。

五五、感燥而咳者，桑菊饮主之。

亦救肺卫之轻剂也。

桑菊饮方（见前）

【歌诀】

燥有寒化热化因，此条热化秋燥生。右脉数大伤肺气，主以桑杏清凉轻。

桑菊饮方方歌：

秋燥肺脉大数张，栀豉梨沙贝杏桑。

此言燥湿是次寒者，燥淫之气可胜，轻则为燥，重则为寒，化气为湿，复气为火，此为燥气之大纲也，《内经》所载秋燥有证无方，经吴瑭费尽心机立法补救。此条用桑杏汤，以桑叶、杏仁、沙参、栀皮、梨皮、大贝、豆豉辛凉轻剂以清肺中之燥气，或用桑菊饮亦合证而有效验。

五六、燥伤肺胃阴分，或热或咳者，沙参麦冬汤主之。

此条较上二条，则病深一层矣，故以甘寒救其津液。

沙参麦冬汤（甘寒法）

沙参（三钱）　玉竹（二钱）　生甘草（一钱）　冬桑叶（一钱五分）　麦冬（三钱）　生扁豆（一钱五分）　花粉（一钱五分）

水五杯，煮取二杯，日再服。久热久咳者，加地骨皮三钱。

【歌诀】

此言燥伤肺胃之阴，阴液受伤，有发热之咳病出焉，故以沙参麦冬汤，用扁豆、玉竹、花粉、桑叶、甘草甘寒救燥之法，久咳不解加入地骨皮三钱，清热而降肺之逆气。

沙参麦冬汤方歌：

肺胃阴伤久燥咳，扁沙竹粉草桑麦。

五七、燥气化火，清窍不利者，翘荷汤主之。

清窍不利，如耳鸣、目赤、龈胀、咽痛之类。翘荷汤者，亦清上焦气分之燥热也。

翘荷汤（辛凉法）

薄荷（一钱五分）　连翘（一钱五分）　生甘草（一钱）　黑栀皮（一钱五分）　桔梗（二钱）　绿豆皮（二钱）

水二杯，煮取一杯，顿服之。日服二剂，甚者日三。

加减法：耳鸣者，加羚羊角、苦丁茶；目赤者，加鲜菊叶、苦丁茶、夏枯草；咽痛者，加牛蒡子、黄芩。

【歌诀】

燥气化火窍不宣，耳鸣目赤邪上干，翘荷汤加效可占。

翘荷汤方歌：

翘荷栀绿皮桔甘，咽痛黄芩牛蒡参。

耳鸣羚羊丁茶入，目赤菊花枯草添。

卷二　中焦篇

风温　温热　温疫　温毒　冬温

一、面目俱赤，语声重浊，呼吸俱粗，大便闭，小便涩，舌苔老黄，甚则黑有芒刺，但恶热，不恶寒，日晡益甚者，传至中焦，阳明温病也。脉浮洪躁甚者，白虎汤主之；脉沉数有力，甚则脉体反小而实者，大承气汤主之。暑温、湿温、温疟，不在此例。

阳明之脉荣于面，《伤寒论》谓阳明病面缘缘正赤。火盛必克金，故目白睛亦赤也。语声重浊，金受火刑而音不清也。呼吸俱粗，谓鼻息来去俱粗，其粗也平等，方是实证。若来粗去不粗，去粗来不粗，或竟不粗，则非阳明实证，当细辨之。粗则喘之渐也。大便闭，阳明实也。小便涩，火腑不通，而阴气不化也。口燥渴，火烁津也。舌苔老黄，肺受胃浊，气不化津也（按《灵枢》论诸脏温病，独肺温病有舌苔之明文，余则无有。可见舌苔乃胃中浊气，熏蒸肺脏，肺气不化而然）。甚则黑者，黑，水色也，火极而似水也；又水胜火，大凡五行之极盛，必兼胜己之形。芒刺，苔久不化，热极而起坚硬之刺也；倘刺软者，非实证也。不恶寒，但恶热者，传至中焦，已无肺证，阳明者，两阳合明也。温邪之热，与阳明之热相搏，故但恶热也。或用白虎，或用承气者，证同而脉异也。浮洪躁甚，邪气近表。脉浮者，不可下。凡逐邪者，随其所在，就近而逐之。脉浮则出表为顺，故以白虎之金飙以退烦热。若沉小有力，病纯在里，则非下夺不可矣，故主以大承气。按吴又可《温疫论》中云：舌苔边白，但见中微黄者，即加大黄。甚不可从。虽云伤寒重在误下，温病重在误汗，即误下不似伤寒之逆之甚，究竟承气非可轻尝之品，故云舌苔老黄，甚则黑有芒刺，脉体沉实，的系燥结痞满，方可用之。

或问：子言温病以手经主治，力辟用足经药之非。今亦云阳明证者何？阳明特非足经乎？曰：阳明如市，胃为十二经之海，土者万物之所归也，诸病未有不过此者。前人云伤寒传足不传手，误也。一人不能分为两截，总之伤寒由毛窍而溪。溪，肉之分理之小者。由溪而谷。谷，肉之分理之大者。由谷而孙络。孙络，络之至细者。由孙络而大络，由大络而经。此经即太阳经也。始太阳，终厥阴，伤寒以足经为主，未始不关手经也。温病由口鼻而入，鼻气通于肺，口气通于胃，肺病逆传，则为心包；上焦病不治，则传中焦，胃与脾也；中焦病不治，即传下焦，肝与肾也。始上焦，终下焦。温病以手经为主，未始不关足经也。但初受之时，断不可以辛温发其阳耳。盖伤寒伤人身之阳，故喜辛温、甘温、苦热，以救其阳；温病伤人身之阴，故喜辛凉、甘寒、甘咸，以救其阴。彼此对勘，自可了然于心目中矣。

白虎汤（方见上焦篇）

大承气汤方

大黄（六钱）　芒硝（三钱）　厚朴（三钱）　枳实（三钱）

水八杯，先煮枳、朴，后纳大黄、芒硝，煮取三杯。先服一杯，约二时许，得利止后服；不知，再服一杯，再不知，再服。

方论：此苦辛通降、咸以入阴法。承气者，承胃气也。盖胃之为腑，体阳而用阴。若在无病时，本系自然下降，今为邪气蟠踞于中，阻其下降之气，胃虽自欲下降而不能，非药力助之不可，故承气汤通胃结，救胃阴，乃系承胃腑本来下降之气，非有一毫私智穿凿于其间也，故汤名承气。学者若真能透彻此义，则施用承气，自无弊窦。大黄荡涤热结，芒硝入阴软坚，枳实开幽门之不通，厚朴泻中宫之实满（厚朴分量不似《伤寒论》中重用者，治温与治寒不同，畏其燥也）。曰大承气者，合四药而观之，可谓无坚不破，无微不入，故曰大也。非真正实热蔽痼，气血俱结者，不可用也。若去入阴之芒硝，则云小矣；去枳、朴之攻气结，加甘草以和中，则云调胃矣。

【歌诀】

上焦不解至中焦言上焦之病不解，至此传入中焦矣，二便从此两不调大便闭，胃家实也。小便涩，火腑不通而阴气不化也。呼吸俱粗言语浊金受火克，舌苔黄老热煎熬胃中热邪壅甚，熏舌生苔，或生芒刺苔久不化，起坚硬之形，色黑带刺割手，此热极也口干渴火耗津也，身热热自内发日晡申、酉、戌三时名曰晡也似火燎阳明旺于申、酉、戌，邪正相争，故身热如火，即所谓午后热甚也。白虎浮洪燥甚指脉而言主言以上诸症虽为可下，而浮洪燥甚之脉，则邪犹近表，有向外之势，主以白虎汤取金飙退酷热之义也，沉兮数实大承疗言以上诸症，惟脉沉而有力，乃可以大承气汤下之也。

二、阳明温病，脉浮而促者，减味竹叶石膏汤主之。

脉促，谓数而时止。如趋者过急，忽一蹶然，其势甚急，故以辛凉透表重剂，逐邪外出则愈。

减味竹叶石膏汤方（辛凉合甘寒法）

竹叶（五钱）　石膏（八钱）　麦冬（六钱）　甘草（三钱）

水八杯，煮取三杯，一时服一杯，约三时令尽。

【歌诀】

脉浮而促如趋蹶数而时止名为促脉，如趋者忽一蹶然，邪欲出时浮促之脉乃病邪欲出之象勿惮劳曰病机已出，可乘机治之也。竹叶石膏汤名须减味谓减去人参、半夏也，辛凉透表法愈趋。

三、阳明温病，诸证悉有而微，脉不浮者，小承气汤微和之。

以阳明温病发端者，指首条所列阳明证而言也，后凡言阳明温病者仿此。诸证悉有，以非下不可，微则未至十分亢害，但以小承气通和胃气则愈，无庸芒硝之软坚也。

【歌诀】

此阳明病温之提纲，后凡称阳明温病者仿此，言中焦阳明之温病，可下不可下，惟以脉为绝断也，白虎汤、大承气汤枳朴少用、竹叶石膏三方俱载《伤寒》，兹不复赘。

四、阳明温病，汗多谵语，舌苔老黄而干者，宜小承气汤。

汗多，津液散而大便结，苔见干黄，谵语因结粪而然，故宜承气。

【歌诀】

阳明温病指上条诸症而言悉皆轻言不似上条之重也，脉不浮则脉不浮则白虎、竹叶俱不可用用小承言上条诸症虽然毕俱，但不似上条大承气证之重，故用小承气汤通和胃气。更有汗多成胃实汗多则胃燥，故大便不通，舌干言舌苔老黄而干也谵语亦宜行言汗多液多竭，以致胃实而谵语，舌干者亦宜小承气汤。

此条分两节读，皆所以明小承气汤之用也。

五、阳明温病，无汗，小便不利，谵语者，先与牛黄丸；不大便，再与调胃承气汤。

无汗而小便不利，则大便未定成硬，谵语之不因燥屎可知。不因燥屎而谵语者，犹系心包络证也。故先与牛黄丸，以开内窍。服牛黄丸，内窍开，大便当下，盖牛黄丸亦有下大便之功能。其仍然不下者，无汗则外不通；大小便俱闭则内不通，邪之深结于阴可知。故取芒硝之咸寒，大黄、甘草之甘苦寒，不取枳、朴之辛燥也。伤寒之谵语，舍燥屎无他证，一则寒邪不兼秽浊，二则由太阳而阳明；温病谵语，有因燥屎，有因邪陷心包，一则温多兼秽，二则自上焦心肺而来。学者常须察识，不可歧路亡羊也。

【歌诀】

阳明温病身无汗无汗则邪无外出之路，二便不通邪无下出之路谵语见内外不通所以谵语。邪迫心包治若何，调胃承气服之验。

此节与上条对看，以见有谵语用小承，无谵语见调胃也。

六、阳明温病，面目俱赤，肢厥，甚则通体皆厥，不瘛疭，但神昏，不大便七八日以外，小便赤，脉沉伏，或并脉亦厥，胸腹满坚，甚则拒按，喜凉饮者，大承气汤主之。

此一条须细辨其的是火极似水、热极而厥之证，方可用之。全在目赤、小便赤、腹满坚、喜凉饮定之。

大承气汤（方法并见前）

【歌诀】

阳明肢厥或通身此似阳证，腹满而坚拒按扪虚者喜按，实者拒按，大便不通小便赤，更兼饮冷与神昏，脉沉面目如砾染以上皆阳极之证也，虽厥犹当用大承。阳极似阴须细认，毫厘千里祸难胜。

此言阳极似阴之证，慎勿以肢厥为寒而妄用辛温也。

七、阳明温病，纯利稀水无粪者，谓之热结旁流，调胃承气汤主之。

热结旁流，非气之不通，不用枳、朴，独取芒硝入阴以解热结，反以甘草缓芒硝急趋之性，使之留中解结，不然，结不下而水独行，徒使药性伤人也。吴又可用大承气汤者非是。

【歌诀】

阳明下利全无粪言纯利稀水也，热结旁流调胃进。甘草缓硝慢慢行，留中解结热邪尽甘草味甘，甘能缓芒硝咸寒，咸主下趋，热结旁流用调胃承气汤者，取甘草之甘缓、芒硝急趋，使之留中解结，结不下而水独行。

此言调胃承气汤不但治邪入心包无汗、谵语之温病，且能治热结旁流纯利稀水之温病也。

十一、阳明温病，无上焦证，数日不大便，当下之。若其人阴素虚，不可行承气者，增液汤主之。服增液汤已，周十二时观之，若大便不下者，合调胃承气汤微和之。

此方所以代吴又可承气养荣汤法也。妙在寓泻于补，以补药之体，作泻药之用，既可攻实，又可防虚。余治体虚之温病，与前医误伤津液、不大便、半虚半实之证，专以此法救之，无不应手而效。

增液汤方（咸寒苦甘法）

元参（一两）　麦冬（八钱，连心）　细生地（八钱）

水八杯，煮取三杯，口干则与饮，令尽，不便，再作服。

方论：温病之不大，不出热结、液干二者之外。其偏于阳邪炽甚热结之实证，则从承气法矣；其偏于阴亏液涸之半虚半实证，则不可混施承气，故以此法代之。独取元参为君者，元参味苦咸，微寒，壮水制火，通二便，启肾水上潮于天，其能治液干，固不待言，《本经》称其主治腹中寒热积聚，其并能解热结可知。麦冬主治心腹结气，伤中伤饱，胃络脉绝，羸瘦短气，亦系能补能润能通之品，故以为之佐。生地亦主寒热积聚，逐血痹，用细者取其补而不腻，兼能走络也。三者合用，作增水行舟之计，故汤名增液，但非重用不为功。

本论于阳明下证，峙立三法：热结液干之大实证，则用大承气；偏于热结而液不干者，旁流是也，则用调胃承气；偏于液干多而热结少者，则用增液，所以回护其虚，务存津液之心法也。

按：吴又可纯恃承气以为攻病之具，用之得当则效；用之不当，其弊有三：一则邪在心包、阳明两处，不先开心包，徒攻阳明，下后仍然昏惑谵语，亦将如之何哉！吾知其必不救矣。二则体亏液涸之人，下后作战汗，或随战汗而脱，或不蒸汗徒战而脱。三者下后虽能战汗，以阴气大伤，转成上嗽下泄，夜热早凉之怯证，补阳不可，救阴不可，有延至数月而死者，有延至岁余而死者，其死均也。在又可当日温疫盛行之际，非寻常温病可比，又初创温病治法，自有矫枉过正、不暇详审之处，断不可概施于今日也。本论分别可与不可与、可补不可补之处，以俟明眼裁定，而又为此按语于后，奉商天下之欲救是证者。至若张氏、喻氏，有以甘温、辛热立法者，湿温有可用之处，然须兼以苦泄淡渗，盖治外邪宜通不宜守也；若风温、温热、温疫、温毒，断不可从。

【歌诀】

阳明温病无上焦谓无上焦之证，大便不通阴素寥阴气素虚之人，津液不能润肠，即无病时大便已不滋润，况热结乎，故数日不便也。承气虽除其热效热邪固结之实证，大承气汤自不可少，阴虚液涸岂能疗阴虚液涸，大便不通，误用大承气汤则益伤其阴，故曰岂能疗。增液汤中生地麦，元参壮水服之调元参咸寒，壮水制火，《本经》言其主腹中寒热积聚，其能除热结可知。麦冬甘寒，《本经》言其主心腹积聚，能调能通气，为滋阴之品。生地亦主寒热聚积，逐血痹，用细者取其补而不滞腻，兼能走络。三味合用如增液汤效，故曰增液。

吴瑭于阳明下证鼎立三法：

热结液干之实证则用大承气汤；其偏于热结而液不干者，则用调胃承气；液干多而热结少者用增液汤。

上焦之温病初起，恶寒、不恶寒以桂枝、银翘为分治。恶寒身热之轻重以桑菊、白虎为权衡其理也。吴瑭立法颇与仲景相同，其存津液之苦心亦颇与仲景同也。世医立法有如此之透澈乎？有如此之透澈者，未必有如此之精确也。

【医案】

1. 陈氏，甲子年四月初三日。温病误汗七次，以致心阳受伤，邪入心包，神昏不语，膈上之邪仍然不解。非芳香化浊，能入心包者，不足以救之。

牛黄丸三丸，约一时服一丸。服后如神仍不清不语，再服二三丸。

前方用芳香开膻中，是治邪法。恐老年阴气告竭，自汗而脱，再用复脉法护阴，是固正法。二更后服。

炙甘草三钱　生地五钱　丹皮三钱　白芍三钱　生鳖甲六钱
麦冬六钱　阿胶二钱　麻仁三钱　元参五钱

初四日，老年温病日久，误用风药过多，汗出伤津，以致大便坚结不下，口干舌黄。系阳明证，当下之，但气血久虚，恐不任承气，议增液汤。一面增液而补正，一面去积聚以祛邪，增水行舟计也。

元参两半　生地两半　麦冬一两二钱，连心

水八碗，煮取三碗，分三次服，不便再服，便后服前方一帖。

初五日，脉仍有力，舌黄黑，仍有宿粪未净，再服增液一帖。

元参两六钱　　细生地二两　　麦冬二两

煮成三碗，分三次服。

初六日，大便后仍用二甲复脉法，以复其丧失之真阴。

炙甘草六钱　　大生地八钱　　炒白芍六钱　　阿胶一钱　　麻仁三钱　　麦冬八钱　　沙参三钱　　牡蛎五钱　　鳖甲五钱

浓煎三碗，零星缓服。

2. 于，温病误表，面赤神昏谵语，肢瘛肉瞤。先用牛黄丸清包络之邪。

牛黄丸三粒，汤药用麦冬、生地等味。

十三日　今日脉浮，鼻息太粗，粗甚则为喘矣。温病大忌喘促，恐化源绝也。再手指与臂时时瘛动，瘈疭之象也。勉与玉女煎法。

细生地五钱　　大生地五钱　　生石膏一两　　元参五钱　　知母三钱　　生甘草二钱　　麦冬一两　　丹皮五钱

煮成三碗，分三次服。渣再煎一碗服。

十四日　前方沃法也，今日仍用，加石膏五钱，犀角三钱，以清包络而护肾水。

十五日　脉浮为邪气还表，渴甚加石膏。

连翘五钱　　银花五钱　　生石膏一两六钱　　犀角三钱　　麦冬一两　　知母三钱　　甘草二钱　　细生地六钱

今日一帖，明日渴甚服二帖，渴止服一帖，不热不渴，或去石膏。

十七日　温病误治日久，上焦之热未净，下焦之液已亏，用清上实下法。

细生地五钱　大生地五钱　麦冬六钱　生鳖甲六钱　知母五钱　石膏八钱　甘草三钱　牡蛎五钱　丹皮五钱　生白芍三钱

明日热全退不渴，去石膏；即不退全，不渴思凉饮，亦去。假使病如今日，方亦如今日。头煎二碗，二煎一碗。

十九日　照前方再服一帖。

二十日　渴止脉静身凉，用复脉法。

选自《吴鞠通医案》

十二、阳明温病，下后汗出，当复其阴，益胃汤主之。

温热本伤阴之病，下后邪解汗出，汗亦津液之化，阴液受伤，不待言矣，故云当复其阴。此阴指胃阴而言。盖十二经皆禀气于胃，胃阴复而气降得食，则十二经之阴，皆可复矣。欲复其阴，非甘凉不可。汤名益胃者，胃体阳而用阴，取益胃用之义也。下后急议复阴者，恐将来液亏燥起，而成干咳、身热之怯证也。

益胃汤方（甘凉法）

沙参（三钱）　麦冬（五钱）　冰糖（一钱）　细生地（五钱）　玉竹（一钱五分，炒香）

水五杯，煮取二杯，分二次服，渣，再煮一杯服。

【歌诀】

下后伤阴此阴字指胃阴而言，盖十二经皆禀气于胃，胃阴复而气降得食，则十二经之阴可复矣，若景岳之徒过此，至少用熟地几两也汗不收汗乃胃津所化，下后汗出不收，胃阴能不伤乎？言下后伤阴者汗不收也，**汤投益胃可思求胃体阳而用阴**，益者益胃中之阴也，时医见其汗出未有不用龙骨、牡蛎、黄芪一派敛汗之品，不敛汗而汗自收，故曰服自优也。**沙参玉竹甘寒药，生麦冰糖服自优**本论云下后急议复阴，恐将来液亏燥起而成干咳、身热之病也，故药皆甘寒益阴之品，不敛汗而汗自收，故曰自优也。

十三、下后无汗，脉浮者，银翘汤主之；脉浮洪者，白虎汤主之；脉洪而芤者，白虎加人参汤主之。

此下后邪气还表之证也。温病之邪，上行极而下，下行极而上。下后里气得通，欲作汗而未能，以脉浮验之，知不在里而在表。逐邪者，随其性而宣泄之，就其近而引导之，故主以银翘汤，增液为作汗之具，仍以银花、连翘解毒而轻宣表气，盖亦辛凉合甘寒轻剂法也。若浮而且洪，热气炽甚，津液立见消亡，则非白虎不可。若洪而且芤，金受火克，元气不支，则非加人参不可矣。

银翘汤方（辛凉合甘寒法）

银花（五钱） 连翘（三钱） 竹叶（二钱） 生甘草（一钱） 麦冬（四钱） 细生地（四钱）

白虎汤、白虎加人参汤（方论并见前）

【歌诀】

按：此下数节皆言下后之证治也。

下后伤阴益胃优承上文言，下后汗出当以益胃汤益阴，脉浮无汗岂堪投下后脉浮则有外出之势，无汗则邪无外出之机，此邪气还表之证，惟宜清宣表气增液，为作汗之具可也。若用益胃汤回复其阴，是闭门逐贼，故曰岂堪投。**银翘汤服轻宣表，领邪外出汗能周。脉若浮洪为热炽**下后脉不静而浮洪，则热邪不退，津液立见消亡，**欲除酷暑起金飙**白虎为西方金神，汤名白虎者，取金飙起则酷暑自除之意。**洪芤热气已伤肺**洪而芤是受火克元气，**白虎加参活法留。**

银翘汤方歌：

> 清宣表气银翘汤，竹叶麦冬草地良。
>
> 忽谓脉浮为表实，妄投发散致阴亡。

十四、下后无汗，脉不浮而数，清燥汤主之。

无汗而脉数，邪之未解可知，但不浮，无领邪外出之路，既下之后，又无连下之理，故以清燥法增水敌火，使不致为灾。一半日后，相机易法，即吴又可下后间服缓剂之法也。但又可清燥汤中用陈皮之燥，柴胡之升，当归之辛窜，津液何堪！以燥清燥，有是理乎？此条乃用其法而不用其方。

清燥汤方（甘凉法）

麦冬（五钱）　知母（二钱）　人中黄（一钱五分）　细生地（五钱）　元参（三钱）

水八杯，煮取三杯。分三次服。

加减法：咳嗽胶痰，加沙参三钱，桑叶一钱五分，梨汁半酒杯，牡蛎三钱，牛蒡子三钱。

按：吴又可咳嗽胶痰之证，而用苏子、橘红、当归，病因于燥而用燥药，非也，在湿温门中不禁。

【歌诀】

无汗数今邪未解，吴瑭清燥汤名免人愁下后无汗脉数，邪之未解可知，但不浮则邪无出路，即下之后又无连下之理，故以清燥汤增水散火，不致为灭，即吴又可下间服缓剂之法，但又可清燥汤中用陈皮之燥、柴胡之升、当归之辛窜，以燥清燥，有是理乎？故本条提吴瑭二字，所以别乎又可者也。

此节言阳明温病下后，惟以脉与汗为主，临时证不可疏忽也。

清燥汤方歌：

> 吴氏甘凉清燥汤，元参地麦母中黄。
>
> 咳嗽痰胶肺热壅，沙桑梨汁牡牛蒡。

十五、下后数日，热不退，或退不尽，口燥咽干，舌苔干黑，或金黄色，脉沉而有力者，护胃承气汤微和之；脉沉而弱者，增液汤主之。

温病下后，邪气已净，必然脉静身凉，邪气不净，有延至数日邪气复聚于胃，须再通其里者，甚至屡下而后净者，诚有如吴又可所云。但正气日虚一日，阴津日耗一日，须加意防护其阴，不可稍有鲁莽，是在任其责者临时斟酌尽善耳。吴又可于邪气复聚之证，但主以小承气，本论于此处分别立法。

护胃承气汤方（苦甘法）

生大黄（三钱） 元参（三钱） 细生地（三钱） 丹皮（二钱） 知母（二钱） 麦冬（三钱，连心）

水五杯，煮取二杯，先服一杯，得结粪，止后服，不便，再服。

增液汤（方见前）

【歌诀】

下后身凉脉静宜，热犹不退是身热不凉也至嗟吁。脉沉有力是脉不静也口咽燥，舌黑金黄言舌苔干黑或不黑而黄护胃愈谓护胃承气汤也，此证乃下后数日，邪气复聚于胃，须再通其里，但既下之后，津液已伤，故予增液汤加生大黄、知母、丹皮而已。增液汤加知母入，大黄生用合丹皮。

十六、阳明温病，下后二三日，下证复现，脉下甚沉，或沉而无力，止可与增液，不可与承气。

此恐犯数下之禁也。

【歌诀】

脉沉而弱下后脉沉而弱，阴液所存无几，虽口咽干燥，舌黑或黄，亦不得用护胃承气也，况三承气汤乎投增液增液汤壮水制火，与此证实相吻合，此法用之不可拘言增液汤功效颇多，不但此证始为合法，即下后二三日，下证复现脉不甚沉或沉而无力，亦宜用之也，此言下后虚邪，与未下实邪不同，故虽有应下之证，亦只有护胃承气汤、增液二方随其服之，有力无力而分治也。

十七、阳明温病，下之不通，其证有五：应下失下，正虚不能运药，不运药者死，新加黄龙汤主之。喘促不宁，痰涎壅滞，右寸实大，肺气不降者，宣白承气汤主之。左尺牢坚，小便赤痛，时烦渴甚，导赤承气汤主之。邪闭心包，神昏舌短，内窍不通，饮不解渴者，牛黄承气汤主之。津液不足，无水舟停者，

间服增液，再不下者，增液承气汤主之。

经谓下不通者死。盖下而至于不通，其为危险可知，不忍因其危险难治而遂弃之。兹按温病中下之不通者共有五因：其因正虚不运药者，正气既虚，邪气复实，勉拟黄龙法，以人参补正，以大黄逐邪，以冬、地增液，邪退正存一线，即可以大队补阴而生，此邪正合治法也。其因肺气不降，而里证又实者，必喘促寸实。则以杏仁、石膏宣肺气之痹，以大黄逐肠胃之结。此脏腑合治法也。其因火腑不通，左尺必现牢坚之脉（左尺，小肠脉也，俗候于左寸者非，细考《内经》自知）。小肠热盛，下注膀胱，小便必涓滴，赤且痛也，则以导赤去淡通之阳药，加连、柏之苦通火腑，大黄、芒硝承胃气而通大肠。此二肠同治法也。其因邪闭心包，内窍不通者，前五条已有先与牛黄丸，再与承气之法，此条系已下而不通，舌短神昏，闭已甚矣。饮不解渴，消亦甚矣。较前条仅仅谵语则更急而又急，立刻有闭脱之虞，阳明大实不通，有消亡肾液之虞，其势不可少缓须臾。则以牛黄丸开手少阴之闭，以承气急泻阳明，救足少阴之消，此两少阴合治法也。再此条亦系三焦俱急，当与前第九条用承气、陷胸合法者参看。其因阳明太热，津液枯燥，水不足以行舟，而结粪不下者，非增液不可。服增液两剂，法当自下，其或脏燥太甚之人，竟有不下者，则以增液合调胃承气汤，缓缓与服，约二时服半杯沃之，此一腑中气血合治法也。

新加黄龙汤（苦甘咸法）

细生地（五钱）　生甘草（二钱）　人参（一钱五分，另煎）　生大黄（三钱）　芒硝（一钱）　元参（五钱）　麦冬（五钱，连

心） 当归（一钱五分） 海参（二条，洗） 姜汁（六匙）

水八杯，煮取三杯。先用一杯，冲参汁五分、姜汁二匙，顿服之。如腹中有响声，或转矢气者，为欲便也；候一二时不便，再如前法服一杯；候二十四刻不便，再服第三杯。如服一杯，即得便，止后服，酌服益胃汤一剂（益胃汤方见前），余参或可加入。

方论：此处方于无可处之地，勉尽人力，不肯稍有遗憾之法也。旧方用大承气加参、地、当归，须知正气久耗，而大便不下者，阴阳俱惫，尤重阴液消亡，不得再用枳、朴伤气而耗液。故改用调胃承气，取甘草之缓急，合人参补正，微点姜汁，宣通胃气，代枳、朴之用，合人参最宜胃气。加麦、地、元参保津液之难保，而又去血结之积聚。姜汁为宣气分之用，当归为宣血中气分之用。再加海参者，海参咸能化坚，甘能补正。按海参之液，数倍于其身，其能补液可知，且蠕动之物，能走络中血分，病久者必入络，故以之为使也。

宣白承气汤方（苦辛淡法）

生石膏（五钱） 生大黄（三钱） 杏仁粉（二钱） 瓜蒌皮（一钱五分）

水五杯，煮取二杯，先服一杯，不知再服。

导赤承气汤

赤芍（三钱） 细生地（五钱） 生大黄（三钱） 黄连（二钱） 黄柏（二钱） 芒硝（一钱）

水五杯，煮取二杯，先服一杯，不下，再服。

牛黄承气汤

即用前安宫牛黄丸二丸，化开，调生大黄末三钱，先服一半，不知，再服。

增液承气汤

即于增液汤内，加大黄三钱，芒硝一钱五分。

水八杯，煮取三杯，先服一杯，不知，再服。

【歌诀】

下后依然便不通，正虚弗运用黄龙阳明温病下之不通，其因有五。正虚不能运药，此其一也，用新加黄龙汤。三参人参、玄参、海参归地秦归、细生地硝芒硝黄生大黄也草甘草，姜汁麦门立法功。肺不降兮痰喘促，大肠因以致疲癃肺与大肠相表里，肺气不达于大肠，大肠闭塞肺气不降，所以痰涎壅滞，喘促不安，右寸实大，此不通，二也。汤名宣白能承气白色属肺，宣白承气汤者，谓能宣通肺气之壅滞而下承气汤之闭塞也，杏杏仁粉也蒌瓜蒌皮也膏生石膏也黄生大黄也四味同。或因火腑热邪结小肠为丙火之腑，左尺牢坚小便红小肠热结下注膀胱，小便亦痛，左尺候小肠、膀胱之脉，小肠热结，故脉牢坚不通，三也。无痛渴烦宜导赤散名，硝黄芍地柏连攻导赤散者，导小肠之热也，去木通者，温病忌淡渗也，加赤芍、黄柏、黄连之苦以通火腑，加硝黄泄热而通大肠，此二肠同治也。邪入心包闭内窍，神昏舌短饮无穷邪入心包，四也。牛黄承气能开闭牛黄丸药难得，故存其说，无水停舟增液通阳明热结，津液枯燥，水不足以行舟，结粪不下宜增液。

此言阳明温病下后不通之危证，勉尽人事治之也。

二七、阳明温病，不甚渴，腹不满，无汗，小便

不利，心中懊侬者，必发黄。黄者，栀子柏皮汤主之。

受邪太重，邪热与胃阳相搏，不得发越，无汗不能自通，热必发黄矣。

栀子柏皮汤方

栀子（五钱）　生甘草（三钱）　黄柏（五钱）

水五杯，煮取二杯，分二次服。

方论：此湿淫于内，以苦燥之，热淫于内，佐以甘苦法也。栀子清肌表，解五黄，又治内烦。黄柏泻膀胱，疗肌肤间热。甘草协和内外。三者其色皆黄，以黄退黄，同气相求也。按又可但有茵陈大黄汤，而无栀子柏皮汤，温热发黄，岂可皆下者哉？

【歌诀】

阳明温病渴而轻，无汗懊侬小便停。邪热胃阳相搏聚，发黄柏栀甘此三味能行。

二八、阳明温病，无汗，或但头汗出，身无汗，渴欲饮水，腹满，舌燥黄，小便不利者，必发黄，茵陈蒿汤主之。

此与上条异者，在口渴、腹满耳。上条口不甚渴，腹不满，胃不甚实，故不可下；此则胃家已实而黄不得退，热不得越，无出表之理，故从事于下趋大小便也。

茵陈蒿汤

茵陈蒿（六钱）　栀子（三钱）　生大黄（三钱）

水八杯，先煮茵陈减水之半，再入二味，煮成三杯，分三次服，以小便利为度。

方论：此纯苦急趋之方也。发黄，外闭也；腹满，内闭也。内外皆闭，其势不可缓。苦性最急，故以纯苦急趋下焦也。黄因热结，泄热者必泻小肠，小肠丙火，非苦不通。胜火者莫如水，茵陈得水之精，开郁莫如发陈，茵陈生发最速，高出众草，主治热结黄疸，故以之为君。栀子通水源而利三焦，大黄除实热而减腹满，故以之为佐也。

【歌诀】

若然腹满但头汗，舌燥口干胃实宜。内外闭兮宜急下，谨遵圣法用茵陈汤名，即茵陈蒿、栀子、大黄。

此言阳明温病发黄由结，口不渴而腹不满者则用栀子柏皮汤泄热从小便出。若腹满、口干舌燥，则胃家已实，故从事于下趋大小便也。

三十、温病，小便不利者，淡渗不可与也，忌五苓、八正辈。

此用淡渗之禁也。热病有余于火，不足于水，惟以滋水泻火为急务，岂可再以淡渗动阳而烁津乎！奈何吴又可于小便条下，特立猪苓汤，乃去仲景原方之阿胶，反加木通、车前，渗而又渗乎？其治小便血分之桃仁汤中，仍用滑石，不识何解！

三一、温病燥热，欲解燥者，先滋其干，不可纯用苦寒也，服之反燥甚。

此用苦寒之禁也。温病有余于火，不用淡渗犹易明，并苦寒亦设禁条，则未易明也。举世皆以苦能降火，寒能泄热，坦然用之而无疑，不知苦先入心，其化以燥，服之不应，愈化愈燥。宋人以目为火户，设立三黄汤，久服竟至于瞎，非化燥之明征乎？吾见温病而恣用苦寒，津液干涸不救者甚多。盖化气比本气更烈。故前条冬地三黄汤，甘寒十之八九，苦寒仅十之一二耳。至茵陈蒿汤之纯苦，止有一用，或者再用，亦无屡用之理。吴又可屡诋用黄连之非，而又恣用大黄，惜乎其未通甘寒一法也。

【歌诀】

温病原为热耗阴，水虚火旺致叮咛。虽然小便不通利，淡渗温病水虚火旺，小便不利，非热结小肠即胃实，肺气不化，全无膀胱不开之证，淡渗则阴液消亡**诸方**如五苓散、八正散皆淡渗方药**慎勿行**。大苦大寒其化燥，尤非温病所宜吞世医以苦能降火、寒能泄热，放胆用之，不知苦先入心，其化以燥，温病有余于入，故苦寒亦须切禁也。

此言温病用药忌淡渗并忌苦寒也辛凉甘寒在所必用。

三二、阳明温病，下后热退，不可即食，食者必复；周十二时后，缓缓与食，先取清者，勿令饱，饱则必复，复必重也。

此下后暴食之禁也。下后虽然热退，余焰尚存，盖无形质之邪，每借有形质者以为依附，必须坚壁清野，勿令即食。一日后，稍可食清而又清之物，若稍重浊，犹必复也。勿者，禁止之词；必者，断然之词也。

【歌诀】

下后身凉热已除，食宜清淡不宜粗。若稍重浊邪犹复，饱必依然更甚初本论云阳明温病下后，热退不可即食，食者必复，用十二时缓缓取食，先取清者不令饱，饱则必复，复必重也。

此下后暴食之禁，医者宜预先告病人也。

暑温　伏暑

三八、脉洪滑，面赤，身热，头晕，不恶寒，但恶热，舌上黄滑苔，渴欲凉饮，饮不解渴，得水则呕，按之胸下痛，小便短，大便闭者，阳明暑温，水结在胸也，小陷胸汤加枳实主之。

脉洪，面赤，不恶寒，病已不在上焦矣。暑兼湿热，热甚则渴，引水求救。湿郁中焦，水不下行，反来上逆，则呕。胃气不降，则大便闭。故以黄连、瓜蒌清在里之热痰，半夏除水痰而强胃。加枳实者，取其苦辛通降，开幽门而引水下行也。

小陷胸加枳实汤方（苦辛寒法）

黄连（二钱）　瓜蒌（三钱）　枳实（二钱）　半夏（五钱）

急流水五杯，煮取二杯，分二次服。

【歌诀】

恶热头晕脸面红，脉洪舌滑结胸中。凉浆恣饮不输渴，小便短兮大不通。得水呕兮心下痛，阳明皆是水停胸。陷胸汤内加枳实，逼降幽门病即松。

恶热头昏，亦脉洪、舌滑者，病不在上也。渴欲饮凉而渴不解者，热邪为患也。得水则呕，按之胸下痛者，湿郁中焦，水不下行而上逆也。小便短而大便闭者，气上逆而不下降也，此为阳明暑温病。水结在胸之病也，故以小陷胸汤加枳实主之，此为苦辛宣凉法。

三九、阳明暑温，脉滑数，不食，不饥，不便，浊痰凝聚，心下痞者，半夏泻心汤去人参、干姜、大枣、甘草加枳实、杏仁主之。

不饥不便，而有浊痰，心下痞满，湿热互结而阻中焦气分。故以半夏、枳实开气分之湿结；黄连、黄芩开气分之热结；杏仁开肺与大肠之气痹；暑中热甚，故去干姜；非伤寒误下之虚痞，故去人参、甘草、大枣，且畏其助湿作满也。

半夏泻心汤去干姜甘草加枳实杏仁汤（苦辛寒法）

半夏（一两）　黄连（二钱）　黄芩（三钱）　枳实（二钱）杏仁（三钱）

水八杯，煮取三杯，分三次服。虚者复纳人参二钱，大枣三枚。

【歌诀】

脉滑痞满浊痰凝，不饥不渴不便行。半夏芩连枳实杏，虚加参枣泻心名。

此为阳明暑温。脉滑而散，不饥，不渴，大便不通，而浊痰凝聚心下痛者，皆温热互结而阻中焦气分也，宜以半夏泻心汤去人参、姜、草、枣，加枳实、杏仁主之。

四十、阳明暑温，湿气已化，热结独存，口燥咽干，渴欲饮水，面目俱赤，舌燥黄，脉沉实者，小承

气汤各等分下之。

暑兼湿热，其有体瘦质燥之人，感受热重湿轻之证。湿先从热化尽，只余热结中焦，具诸下证，方可下之。

小承气汤方（方义并见前。此处不必以大黄为君，三物各等分可也）

【歌诀】

湿气已消热结中，咽干口燥舌黄动。面赤目红脉沉实，主以小承气汤攻。

此言湿气以消而热结中焦，故见脉实、舌黄、口燥、咽干、面目俱赤，故用小承气汤之法也。

四一、暑温蔓延三焦，舌滑微黄，邪在气分者，三石汤主之；邪气久留，舌绛苔少，热搏血分者，加味清宫汤主之；神识不清，热闭内窍者，先与紫雪丹，再与清宫汤。

蔓延三焦，则邪不在一经一脏矣，故以急清三焦为主。然虽云三焦，以手太阴一经为要领。盖肺主一身之气，气化则暑湿俱化，且肺脏受生于阳明，肺之脏象属金、色白，阳明之气运亦属金、色白。故肺经之药多兼走阳明，阳明之药多兼走肺也。再肺经通调水道，下达膀胱，肺痹开则膀胱亦开。是虽以肺为要领，而胃与膀胱皆在治中，则三焦俱备矣。是邪在气分而主以三石汤之奥义也。若邪气久羁，必归血络，心主血脉，故以加味清宫汤主之。内窍欲闭，则热邪盛矣，紫雪丹开内窍而清热最速者也。

三石汤方

飞滑石（三钱）　生石膏（五钱）　寒水石（三钱）　杏仁（三钱）　竹茹（二钱，炒）　银花（二钱，花露更妙）　金汁（一酒杯，冲）　白通草（二钱）

水五杯，煮成二杯，分二次温服。

方论：此微苦辛寒兼芳香法也。盖肺病治法，微苦则降，过苦反过病所。辛凉所以清热，芳香所以败毒而化浊也。按三石，紫雪丹中之君药，取其得庚金之气，清热退暑利窍，兼走肺胃者也；杏仁、通草为宣气分之用，且通草直达膀胱，杏仁直达大肠；竹茹以竹之脉络，而通人之脉络；金汁、银花，败暑中之热毒。

加味清宫汤方

即于前清宫汤内加知母三钱，银花二钱，竹沥五茶匙冲入。

方论：此苦辛寒法也。清宫汤前已论之矣。加此三味者，知母泻阳明独胜之热，而保肺清金；银花败毒而清络；竹沥除胸中大热，止烦闷消渴。合清宫汤为暑延三焦血分之治也。

【歌诀】

暑温邪蔓上中下，舌滑微黄三石攻<small>此言暑温邪气蔓延三焦之气分者，主以三石汤。</small>舌绛血分热邪留，加味清宫汤立投<small>此言暑温热邪之留血兮，故舌绛而苔少，宜以加味清宫汤主之。</small>神识不清内窍闭，先与紫雪后清宫<small>热邪盛则内窍闭塞，故先与紫雪丹开其内窍；邪气久留必归血络，心主血脉，故以加味清宫汤主之，此为清热最速之法也。</small>

四二、暑温、伏暑，三焦均受，舌灰白，胸痞闷，潮热呕恶，烦渴自利，汗出尿短者，杏仁滑石汤主之。

舌白胸痞，自利呕恶，湿为之也。潮热烦渴，汗出尿短，热为之也。热处湿中，湿蕴生热，湿热交混，非偏寒偏热可治。故以杏仁、滑石、通草，先宣肺气，由肺而达膀胱以利湿，厚朴苦温而泻湿满，芩、连清里而止湿热之利，郁金芳香走窍而开闭结，橘、半强胃而宣湿化痰以止呕恶，俾三焦混处之邪，各得分解矣。

杏仁滑石汤方（苦辛寒法）

杏仁（三钱）　滑石（三钱）　黄芩（二钱）　橘红（一钱五分）　黄连（一钱）　郁金（二钱）　通草（一钱）　厚朴（二钱）半夏（三钱）

水八杯，煮取三杯，分三次服。

【歌诀】

暑温伏暑聚三焦，舌白胸痞发热潮。自利烦温呕尿短，汗出杏仁滑石调。

伏暑者由长夏受暑，过夏而发。故舌苔灰白、潮热、胸痞、呕恶、烦渴、汗出、尿短者，湿热交混其中，非偏热可治，故以滑石杏仁汤主之。

杏仁滑石汤方歌：

　　　　杏滑汤治伏暑温，芩连橘半朴通金。

寒 湿

四三、湿之入中焦，有寒湿，有热湿，有自表传来，有水谷内蕴，有内外相合。其中伤也，有伤脾阳，有伤脾阴，有伤胃阳，有伤胃阴，有两伤脾胃，伤脾胃之阳者十常八九，伤脾胃之阴者十居一二。彼此混淆，治不中窾，遗患无穷，临证细推，不可泛论。

此统言中焦湿证之总纲也。寒湿者，湿与寒水之气相搏也，盖湿水同类，其在天之阳时为雨露，阴时为霜雪，在江河为水，在土中为湿，体本一源，易于相合，最损人之阳气。热湿者，在天时长夏之际，盛热蒸动湿气流行也。在人身湿郁本身阳气久而生热也，兼损人之阴液。自表传来，一由经络而脏腑，一由肺而脾胃。水谷内蕴，肺虚不能化气，脾虚不能散津，或形寒饮冷，或酒客中虚，内外相合，客邪既从表入，而伏邪又从内发也。伤脾阳，在中则不运、痞满，传下则洞泄、腹痛。伤胃阳，则呕逆不食，膈胀胸痛。两伤脾胃，既有脾证，又有胃证也。其伤脾胃之阴若何？湿久生热，热必伤阴，古称湿火者是也。伤胃阴，则口渴不饥。伤脾阴，则舌先灰滑，后反黄燥，大便坚结。湿为阴邪，其伤人之阳也，得理之正，故多而常见。其伤人之阴也，乃势之变，故罕而少见。治湿者必须审在何经何脏、兼寒兼热、气分血分，而出辛凉、辛温、甘温、苦温、淡渗、苦渗之治，庶所投必效。若脾病治胃，胃病治脾，兼下焦者，单治中焦，或笼统混治，脾胃不分，阴阳寒热不辨，将见肿胀、黄疸、洞泄、衄血、便血，诸证蜂起矣。惟在临证者细心推求，下手有准的耳。盖土为杂气，兼证甚多，最难分析，岂可泛论湿气而已哉！

【歌诀】

湿入中焦原有五，寒湿热湿水谷蕴，或自表来或中受，内外相合五因成。有伤脾阳及胃阳，有伤脾阴与胃阴。伤阳八九阴一二，脾胃两伤分重轻。寒湿混淆当细认，治不中病遗患深。

盖言寒湿者，寒水与湿邪相激搏也。湿与水同类也，其在天之阳时为雨露，在天之阴时为霜雪，在江河为水，在地中为湿，寒与湿本一源，人在天地气交之中最易相感受伤也，此为湿之总纲。

四四、足太阴寒湿，痞结胸满，不饥不食，半苓汤主之。

此书以温病名，并列寒湿者，以湿温紧与寒湿相对，言寒湿而湿温更易明析。

痞结胸满，仲景列于太阴篇中，乃湿郁脾阳，足太阴之气，不为鼓动运行。脏病而累及腑，痞结于中，故亦不能食也。故以半夏、茯苓培阳土以吸阴土之湿，厚朴苦温以泻湿满，黄连苦以渗湿，重用通草以利水道，使邪有出路也。

半苓汤方（此苦辛淡渗法也）

半夏（五钱）　茯苓块（五钱）　川连（一钱）　厚朴（三

钱）　通草（八钱，煎汤煮前药）

水十二杯，煮通草成八杯，再入余药，煮成三杯，分三次服。

【歌诀】

痞满不饥脾阳伤，半苓黄连朴通方。

湿者有寒湿、热湿，有由表传与水谷内蕴、内外相合，有伤脾胃之阳，有伤脾胃之阴，亦有单双之别。此痞满、结胸、不饥不食，即寒湿伤脾胃之阳气而渗土中之阴。湿黄者，厚朴苦温之品能泻湿。而除满重用通草者，以导湿热之邪由小便出矣。

四五、足太阴寒湿腹胀，小便不利，大便溏而不爽，若欲滞下者，四苓加厚朴秦皮汤主之，五苓散亦主之。

经谓太阴所至，发为腹胀；又谓厥阴气至，为腹胀，盖木克土也。太阴之气不运，以致膀胱之气不化，故小便不利。四苓辛淡渗湿，使膀胱开而出邪，以厚朴泻胀，以秦皮清肝也。其或肝气不热，则不用秦皮，仍用五苓中之桂枝以和肝，通利三焦而行太阳之阳气，故五苓散亦主之。

四苓加厚朴秦皮汤方（苦温淡法）

苍术（三钱）　厚朴（三钱）　茯苓块（五钱）　猪苓（四钱）　秦皮（二钱）　泽泻（四钱）

水八杯，煮成八分三杯，分三次服。

五苓散（甘温淡法）

猪苓（一两）　赤术（一两）　茯苓（一两）　泽泻（一两六钱）　桂枝（五钱）

共为细末，白沸汤和服三钱，日三服。

【歌诀】

腹满便溏小溲黄，证明寒湿注膀胱。猪茯泽术朴加秦，无热五苓术变苍。

此言腹满便溏者，湿邪伤及脾胃之阳而运化失职，以影响膀胱之气不化而小溲黄，故用四苓散以渗其湿，加厚朴以泻其满，加秦皮以清肝家之热。肝无热则不用苦，无热宜用五苓散。以桂枝化太阳膀胱之气，而白术换用苍术者，取其燥湿之力更强也。

四六、足太阴寒湿，四肢乍冷，自利，目黄，舌白滑，甚则灰，神倦不语，邪阻脾窍，舌謇语重，四苓加木瓜草果厚朴汤主之。

脾主四肢，脾阳郁，故四肢乍冷。湿渍脾而脾气下溜，故自利。目白精属肺，足太阴寒则手太阴不能独治，两太阴同气也，且脾主地气，肺主天气，地气上蒸，天气不化，故目睛黄也。白滑与灰，寒湿苔也。湿困中焦，则中气虚寒，中气虚寒，则阳光不治。主正阳者，心也，心藏神，故神昏。心主言，心阳虚，故不语。脾窍在舌，湿邪阻窍，则舌謇而语声迟重。湿以下行为顺，故以四苓散祛湿下行，加木瓜以平木，治其所不胜也。厚朴以温中行滞，草果温太阴独胜之寒，芳香而达窍，补火以生土，驱浊以生清也。

四苓加木瓜厚朴草果汤方（苦热兼酸淡法）

生於白术（三钱）　猪苓（一钱五分）　泽泻（一钱五分）
赤苓块（五钱）　木瓜（一钱）　厚朴（一钱）　草果（八分）
半夏（三钱）

水八杯，煮取八分三杯，分三次服。阳素虚者，加附子
二钱。

【歌诀】

舌白灰滑白睛黄，肢冷自利倦神昏。寒湿困脾不发语，四苓
加瓜果朴清。

此言舌白灰滑、白睛黄者，以证明寒湿外见也。四肢发冷而
下利者，以证明寒湿内郁。甚则神倦不语或舌謇语重者，以证明
寒湿阻塞清阳之道路也。故用四苓散加木瓜、草果、厚朴以利湿
邪而达清窍。若阳素弱者，加附子。

四七、足太阴寒湿，舌灰滑，中焦滞痞，草果茵陈汤主之；面目俱黄，四肢常厥者，茵陈四逆汤主之。

湿滞痞结，非温通而兼开窍不可，故以草果为君。茵陈因陈
生新，生发阳气之机最速，故以之为佐。广皮、大腹、厚朴，共
成泻痞之功。猪苓、泽泻，以导湿外出也。若再加面黄肢逆，则
非前汤所能济，故以四逆回厥，茵陈宣湿退黄也。

草果茵陈汤方（苦辛温法）

草果（一钱）　茵陈（三钱）　茯苓皮（三钱）　厚朴（二钱）　广皮（一钱五分）　猪苓（二钱）　大腹皮（二钱）　泽泻（一钱五分）

水五杯，煮取二杯，分二次服。

茵陈四逆汤方（苦辛甘热复微寒法）

附子（三钱，炮）　干姜（五钱）　炙甘草（二钱）　茵陈（六钱）

水五杯，煮取二杯。温服一杯，厥回，止后服；仍厥，再服；尽剂，厥不回，再作服。

【歌诀】

舌现灰滑面目黄，肢厥痞满寒湿深。四逆汤中加草果，茵陈重用邪自分。若单痞滞脾湿重，果朴陈腹猪泽茵。

此言舌现灰滑而中焦痞滞者，湿伤中土也，故用草果茵陈汤。以草果、厚朴、陈皮、腹皮行滞散痞，以茵陈、猪苓、泽泻导湿邪从小便出。若面黄肢冷，寒邪之甚，故茵陈四逆。

四八、足太阴寒湿，舌白滑，甚则灰，脉迟，不食，不寐，大便窒塞，浊阴凝聚，阳伤腹痛，痛甚则肢逆，椒附白通汤主之。

此足太阴寒湿，兼足少阴、厥阴证也。白滑、灰滑，皆寒湿苔也。脉迟者，阳为寒湿所困，来去俱迟也。不食，胃阳痹也。

不寐，中焦湿聚，阻遏阳气不得下交于阴也。大便窒塞，脾与大肠之阳不能下达也。阳为湿困，返逊位于浊阴，故浊阴得以蟠踞中焦而为痛也。凡痛皆邪正相争之象，虽曰阳困，究竟阳未绝灭，两不相下，故相争而痛也（后凡言痛者仿此）。椒附白通汤，齐通三焦之阳，而急驱浊阴也。

椒附白通汤方

生附子（三钱，炒黑）　川椒（二钱，炒黑）　淡干姜（二钱）　葱白（三茎）　猪胆汁（半烧酒杯，去渣后调入）

水五杯，煮成二杯，分二次凉服。

方论：此苦辛热法复方也。苦与辛合，能降能通，非热不足以胜重寒而回阳。附子益太阳之标阳，补命门之真火，助少阳之火热。盖人之命火，与太阳之阳、少阳之阳旺，行水自速，三焦通利，湿不得停，焉能聚而为痛，故用附子以为君，火旺则土强。干姜温中逐湿痹，太阴经之本药，川椒燥湿除胀消食，治心腹冷痛，故以二物为臣。葱白由内而达外，中空，通阳最速，亦主腹痛，故以为之使。浊阴凝聚不散，有格阳之势，故反佐以猪胆汁。猪，水畜，属肾，以阴求阴也；胆乃甲木，从少阳，少阳主开泄，生发之机最速。此用仲景白通汤，与许学士椒附汤，合而裁制者也。

【歌诀】

舌白灰滑脉搏迟，腹痛肢逆邪中阴。神昏不食脾阳困，椒附姜葱猪胆倾。

舌白灰滑、脉搏迟、不食不寐、大便窒塞、腹痛肢逆为寒湿邪直入三阴经，以致机窍阻塞失能，故用川椒附子白通汤回阳而救其急。

四九、阳明寒湿，舌白腐，肛坠痛，便不爽，不喜食，附子理中汤去甘草加广皮厚朴汤主之。

九窍不和，皆属胃病。胃受寒湿所伤，故肛门坠痛而便不爽；阳明失阖，故不喜食。理中之人参补阳明之正，苍术补太阴而渗湿，姜、附运坤阳以劫寒，盖脾阳转而后湿行，湿行而后胃阳复。去甘草，畏其满中也。加厚朴、广皮，取其行气。合而言之，辛甘为阳，辛苦能通之义也。

附子理中汤去甘草加厚朴广皮汤方（辛甘兼苦法）

生苍术（三钱）　人参（一钱五分）　炮干姜（一钱五分）厚朴（二钱）　广皮（一钱五分）　生附子（一钱五分，炮黑）

水五杯，煮取八分二杯，分二次服。

【歌诀】

舌白腐化食不行，肛坠大便失调停。附子理中行加减，参苍陈朴附姜草。

舌苔腐白、不喜食、肛坠痛、大便不爽者，为寒湿之邪侵伤脾胃之阳，而太阴阳明失其职，故用附子、炮姜、苍术、人参、厚朴，名为附子理中汤加减，以温中散寒除湿。

五十、寒湿伤脾胃两阳，寒热，不饥，吞酸，形寒，或脘中痞闷，或酒客湿聚，苓姜术桂汤主之。

此兼运脾胃，宣通阳气之轻剂也。

苓姜术桂汤方（苦辛温法）

茯苓块（五钱）　生姜（三钱）　炒白术（三钱）　桂枝（三钱）

水五杯，煮取八分二杯，分温再服。

【歌诀】

形寒痞闷欲吞酸，苓姜桂术运脾安。

此言脾胃之阳被寒湿所阻，则运脾机能失职，即见形寒、吞酸、脘痞、不饥或热等症，故茯苓、白术、桂枝、干姜温中散寒除湿，以宣脾胃之阳为主治。

五一、湿伤脾胃两阳，既吐且利，寒热身痛，或不寒热，但腹中痛，名曰霍乱。寒多，不欲饮水者，理中汤主之。热多，欲饮水者，五苓散主之。吐利汗出，发热恶寒，四肢拘急，手足厥逆，四逆汤主之。吐利止而身痛不休者，宜桂枝汤小和之。

按：霍乱一证，长夏最多，本于阳虚寒湿凝聚，关系非轻，伤人于顷刻之间。奈时医不读《金匮》，不识病源，不问轻重，一概主以藿香正气散，轻者原有可愈之理，重者死不旋踵。更可笑者，正气散中加黄连、麦冬，大用西瓜治渴欲饮水之霍乱，病者岂堪命乎！瑭见之屡矣，故特采《金匮》原文，备录于此。胃阳不伤不吐，脾阳不伤不泻，邪正不争不痛，营卫不乖不寒热。以不饮水之故，知其为寒多，主以理中汤温中散寒（原文系理中丸，方后自注云：然丸不及汤，盖丸缓而汤速也，且恐丸药不精，故直改从汤）。人参、甘草，胃之守药；白术、甘草，脾之守药；干姜能通能守。上下两泄者，故脾胃两守之；且守中有通，通中有守，以守药作通用，以通药作守用。若热欲饮水之证，饮不解渴，而吐泄不止，则主以五苓。邪热须从小便去，膀胱为小肠之下游，小肠，火腑也，五苓通前阴，所以守后阴也。太阳不开，则阳明不阖，开太阳正所以守阳明也。此二汤皆有一举两得之妙。吐利则脾胃之阳虚，汗出则太阳之阳亦虚；发热者，浮阳在外也；恶寒者，实寒在中也；四肢拘急，脾阳不荣四末；手足厥冷，中土虚而厥阴肝木来乘。病者四逆，汤善救逆，故名四逆汤。人参、甘草守中阳，干姜、附子通中阳，人参、附子护外阳，干姜、甘草护中阳，中外之阳复回，则群阴退避，而厥回矣。吐利止而身痛不休者，中阳复而表阳不和也，故以桂枝汤温经络而微和之。

理中汤方（甘热微苦法，此方分量以及后加减法悉照《金匮》原文，用者临时斟酌）

人参　甘草　白术　干姜（各三两）

水八杯，煮取三杯，温服一杯，日三服。

加减法：若脐上筑者，肾气动也，去术，加桂四两。吐多者，去术，加生姜三两。下多者，还用术。悸者，加茯苓二两。渴欲饮水者，加术，足前成四两半。腹中痛者，加人参，足前成四两半。寒者，加干姜，足前成四两半。腹满者，去术，加附子一枚。服汤后，如食顷，饮热粥一升许，微自汗，勿令揭衣被。

五苓散方（见前）

加减法：腹满者，加厚朴、广皮各一两。渴甚，面赤，脉大紧而急，扇扇不知凉，饮冰不知冷，腹痛甚，时时躁烦者，格阳也，加干姜一两五钱（此条非仲景原文，余治验也）。

百沸汤和，每服五钱，日三服。

四逆汤方（辛甘热法，分量临时斟酌）

炙甘草（二两）　干姜（一两半）　生附子（一枚，去皮）
加人参（一两）

水五茶碗，煮取二碗，分二次服。

按：原方无人参，此独加人参者，前条寒多，不饮水，较厥逆尚轻，仲景已用人参；此条诸阳欲脱，中虚更急，不用人参，何以固内？柯韵伯《伤寒注》云：仲景凡治虚证，以里为重，协热下利，脉微弱者，便用人参；汗后身痛，脉沉迟者，便加人参。此脉迟而利清谷，且不烦不咳，中气大虚，元气已脱，但温不补，何以救逆乎！观茯苓四逆之烦躁，且以人参，况通脉四逆，岂得无参？是必有脱落耳，备录于此存参。

【歌诀】

温伤脾胃两阳伤，身痛寒热吐利彰。或不寒热腹痛急，病名霍乱势难当。寒多不饮理中设，热多欲饮五苓方。发热恶寒吐利汗，肢急厥逆四逆汤。身痛不休吐利止，桂枝汤服病自康。

湿伤胃之阳，则身痛、寒热、吐利，甚则。腹急痛者，为邪正交争而营卫不调之症状。不饮者，为寒多，宜用理中汤以温之。欲饮者，为热多，以五苓散引邪由膀胱而下行。发热、恶寒、汗吐、吐利、四肢拘急而厥冷者为脾胃之阳气虚而不能营于四肢而外卫也，故用四逆汤以救其急。若吐利而身痛不休者，故用桂枝汤以调和营卫为主。

方歌：

> 阴证霍乱理中汤，各味三两重病调。
>
> 脐上筑者肾气动，去术加桂化膀胱。
>
> 吐多去术生姜入，下多依然还术方。
>
> 悸者茯苓加二两，渴欲饮水倍术方。
>
> 腹中痛甚参加半，寒甚方内重干姜。
>
> 腹满去术加附子，服药之后热粥动。
>
> 阴证霍乱用五苓，腹满厚朴陈皮行。
>
> 吴瑭特载经验论，所谓面红口渴因。
>
> 脉现大兮紧而急，扇扇不知凉在身。
>
> 饮水不知有冷味，时时烦渴腹甚疼。
>
> 阴证似阳格阳现，扇扇饮水有定平。
>
> 凭去此点不细认，何异庸医定杀人。
>
> 若加干姜一两半，合入五苓煎服生。
>
> 四逆汤中加人参，仲景何常用之轻。
>
> 寒多不饮厥不甚，虚微弱脉时加亲。
>
> 茯苓四逆烦渴病，通脉四逆参得名。
>
> 此条诸阳欲脱证，救逆焉得不用参。
>
> 吴瑭诊断有脱落，备入存参示后生。

五二、霍乱兼转筋者，五苓散加防己桂枝薏仁主之；寒甚，脉紧者，再加附子。

肝藏血，主筋，筋为寒湿搏急而转，故于五苓和霍乱之中，加桂枝温筋，防己急驱下焦血分之寒湿，薏仁主湿痹脚气，扶土抑木，治筋急拘挛。甚寒，脉紧，则非纯阳之附子不可。

五苓散加防己桂枝薏仁方

即于前五苓散内，加防己一两，桂枝一两半，足前成二两，薏仁二两。寒甚者，加附子大者一枚。杵为细末，每服五钱，百沸汤和，日三，剧者，日三夜一，得卧则勿令服。

【歌诀】

霍乱转筋为何因，肝主筋兮寒湿争。五苓散加防己桂，寒甚脉紧附子温。

肝为藏血之脏而主筋，寒湿之邪入肝伤筋，故筋急而转，故用五苓散和中利湿。加防己、苡仁行筋络、利湿邪、入血分，而治筋急拘挛。重用桂枝以通行阳气而散寒邪也。若寒甚而脉紧者，加附子以通行经络而温散，回阳救急最速也。

五三、卒中寒湿，内夹秽浊，眩冒欲绝，腹中绞痛，脉沉紧而迟，甚则伏，欲吐不得吐，欲利不得利，甚则转筋，四肢欲厥，俗名发痧，又名干霍乱。转筋者，俗名转筋火，古方书不载（不载者，不载上三条之俗名耳；若是证，当于《金匮》腹满、腹痛、心痛、寒疝诸条参看自得），蜀椒救中汤主之，九痛丸亦可服；语乱者，先服至宝丹，再与汤药。

按：此证夏日湿蒸之时最多，故因霍乱而类记于此。中阳本虚，内停寒湿，又为蒸腾秽浊之气所干，由口鼻而直行中道，以致腹中阳气受逼，所以相争而为绞痛；胃阳不转，虽欲吐而不得；脾阳困闭，虽欲利而不能；其或经络亦受寒湿，则筋如转索，而后者向前矣；中阳虚而肝木来乘，则厥。俗名发痧者何？盖以此证病来迅速，或不及延医，或医亦不识，相传以钱或用磁碗口，蘸姜汤或麻油，刮其关节，刮则其血皆分，住则复合，数数分合，动则生阳，关节通而气得转，往往有随手而愈者，刮处必现血点，红紫如沙，故名痧也。但刮后须十二时不饮水，方不再发。不然则留邪在络，稍受寒、发怒，则举发矣。以其欲吐不吐，欲利不利而腹痛，故又名干霍乱。其转筋名转筋火者，以常发于夏月，夏月火令，又病迅速如火也，其实乃伏阴与湿相搏之故。以大建中之蜀椒，急驱阴浊下行；干姜温中；去人参、胶饴者，畏其满而守也，加厚朴以泻湿中浊气，槟榔以散结气，直达下焦，广皮通行十二经之气。改名救中汤，急驱浊阴，所以救中焦之真阳也。九痛丸一面扶正，一面驱邪，其驱邪之功最速，故亦可服。再按：前吐泻之霍乱，有阴阳二证，干霍乱则纯有阴而无阳，所谓天地不通，闭塞而成冬，有若否卦之义。若语言乱者，邪干心包，故先以至宝丹驱包络之邪也。

救中汤方（苦辛通法）

蜀椒（三钱，炒出汗）　淡干姜（四钱）　厚朴（三钱）　槟榔（二钱）　广皮（二钱）

水五杯，煮取二杯，分二次服。兼转筋者，加桂枝三钱，防己五钱，薏仁三钱。厥者，加附子二钱。

九痛丸方（治九种心痛，苦辛甘热法）

附子（三两）　生狼牙（一两）　人参（一两）　干姜（一

两）　吴茱萸（一两）　巴豆（一两，去皮心，熬碾如膏）

蜜丸梧子大，酒下。强人初服三丸，日三服；弱者二丸。

兼治卒中恶，腹胀痛，口不能言；又治连年积冷，流注心胸痛，并冷冲上气、落马、坠车、血病等证皆主之。忌口如常法。

方论：《内经》有五脏胃腑心痛，并痰、虫、食积，即为九痛也。心痛之因，非风即寒，故以干姜、附子驱寒壮阳，吴茱萸能降肝脏浊阴下行，生狼牙善驱浮风，以巴豆驱逐痰、虫、陈滞之积，人参养正驱邪，因其药品气血皆入，补泻攻伐皆备，故治中恶腹胀痛等证。

附录《外台》走马汤：治中恶、心痛、腹胀、大便不通，苦辛热法。沈目南注云：中恶之证，俗谓绞肠乌痧，即秽臭恶毒之气，直从口鼻入于心胸肠胃脏腑，壅塞正气不行，故心痛腹胀，大便不通，是为实证。非似六淫侵入而有表里清浊之分。故用巴豆极热大毒峻猛之剂，急攻其邪，佐杏仁以利肺与大肠之气，使邪从后阴一扫尽除，则病得愈。若缓须臾，正气不通，营卫阴阳机息则死，是取通则不痛之义也。

巴豆（二枚，去心皮，熬）　杏仁（二枚）

上二味，以绵缠，槌令碎，热汤二合，捻取白汁饮之，当下。老小强弱量之。通治飞尸鬼击病。

按：《医方集解》中，治霍乱用阴阳水一法，有协和阴阳，使不相争之义。又治干霍乱用盐汤探吐一法，盖闭塞至极之证，除针灸之外，莫如吐法通阳最速。夫呕，厥阴气也；寒痛，太阳寒水气也；否，冬象也。冬令太阳寒水，得厥阴气至，风能上升，则一阳开泄，万象皆有生机矣。至针法，治病最速，取祸亦不缓，当于《甲乙经》中求之。非善针者，不可令针也。

立生丹（治伤暑、霍乱、痧证、疟、痢、泄泻、心痛、胃痛、腹痛、吞吐酸水，及一切阴寒之证、结胸、小儿寒痉）

母丁香（一两二钱）　沉香（四钱）　茅苍术（一两二钱）明雄黄（一两二钱）

上为细末，用蟾酥八钱，铜锅内加火酒一小杯，化开，入前药末，丸绿豆大。每服二丸，小儿一丸，温水送下。又下死胎如神。凡被蝎、蜂螫者，调涂立效，惟孕妇忌之。

此方妙在刚燥药中加芳香透络。蟾乃土之精，上应月魄，物之浊而灵者。其酥入络，以毒攻毒，而方又有所监制，故应手取效耳。

独胜散（治绞肠痧痛急，指甲唇俱青，危在顷刻）

马粪（年久弥佳）

不拘分两，瓦上焙干，为末，老酒冲服二三钱，不知，再作服。

此方妙在以浊攻浊。马性刚善走，在卦为乾。粪乃浊阴所结，其象圆，其性通，故能摩荡浊阴之邪，仍出下窍。忆昔年济南方讱庵莅任九江，临行，一女子忽患痧证，就地滚嚎，声嘶欲绝。讱庵云：偶因择日不谨，误犯红痧，或应此乎？余急授此方，求马粪不得，即用骡粪，并非陈者，亦随手奏功。

【歌诀】

卒中寒湿秽浊重，眩冒欲绝腹绞痛。欲吐不吐泻不泻，脉现沉紧或迟伏。四肢厥逆又转筋，干霍俗名绞肠病。治宜蜀椒救中汤，九痛丸方亦可服。

方歌：

蜀椒救中淡干姜，厚朴槟榔陈皮当。

转筋加入桂防苡，肢厥附子救阴方。

九痛丸方附三两，吴萸人参与干姜。

巴豆仁糕生狼牙，各用一两蜜丸方。

湿温（疟、痢、疸、痹附）

五四、湿热上焦未清，里虚内陷，神识如蒙，舌滑，脉缓，人参泻心汤加白芍主之。

湿在上焦，若中阳不虚者，必始终在上焦，断不内陷；或因中阳本虚，或因误伤于药，其势必致内陷。湿之中人也，首如裹，目如蒙，热能令人昏，故神识如蒙，此与热邪直入包络谵语神昏有间。里虚，故用人参护里阳，白芍以护真阴；湿陷于里，故用干姜、枳实之辛通；湿中兼热，故用黄芩、黄连之苦降。此邪已内陷，其势不能还表，法用通降，从里治也。

人参泻心汤方（苦辛寒兼甘法）

人参（二钱）　干姜（二钱）　黄连（一钱五分）　黄芩（一钱五分）　枳实（一钱）　生白芍（二钱）

水五杯，煮取二杯，分二次服，渣再煮一杯服。

【歌诀】

湿热上焦若未清，神识如蒙浊乱真。脉缓舌滑应何治，人参泻心加芍吞。

人参泻心汤方歌：

人参泻心汤加芍，芩连干姜枳实合。

五五、湿热受自口鼻，由募原直走中道，不饥不食，机窍不灵，三香汤主之。

此邪从上焦来，还使上焦去法也。

三香汤方（微苦微辛微寒兼芳香法）

瓜蒌皮（二钱） 桔梗（三钱） 黑山栀（二钱） 枳壳（二钱） 郁金（二钱） 香豉（二钱） 降香末（三钱）

水五杯，煮取二杯，分二次温服。

方论：按此证由上焦而来，其机尚浅，故用蒌皮、桔梗、枳壳微苦微辛开上，山栀轻浮微苦清热，香豉、郁金、降香化中上之秽浊而开郁。上条以下焦为邪之出路，故用重；此条以上焦为邪之出路，故用轻；以下三焦均受者，则用分消。彼此互参，可以知叶氏之因证制方，心灵手巧处矣！惜散见于案中而人多不察，兹特为拈出，以概其余。

【歌诀】

湿热口鼻连膜原，不饥不食中道填。

上条以下焦为邪之出路，故重用。此条以上焦为邪之出路，故用轻。

三香汤方歌：

三香栀豉与郁金，蒌降枳桔上焦传。

五六、吸受秽湿，三焦分布，热蒸头胀，身痛呕逆，小便不通，神识昏迷，舌白，渴不多饮，先宜芳香通神利窍，安宫牛黄丸；续用淡渗分消浊湿，茯苓皮汤。

按：此证表里经络脏腑三焦，俱为湿热所困，最畏内闭外脱。故急以牛黄丸宣窍清热而护神明。但牛黄丸不能利湿分消，故继以茯苓皮汤。

安宫牛黄丸（方法见前）

茯苓皮汤（淡渗兼微辛微凉法）

茯苓皮（五钱）　生薏仁（五钱）　猪苓（三钱）　大腹皮（三钱）　白通草（三钱）　淡竹叶（二钱）

水八杯，煮取三杯，分三次服。

【歌诀】

三焦湿秽证如何，头痛身疼渴不多。神识昏迷小便阻，呕逆舌白胃伤和。安宫牛黄先通窍，茯苓皮汤起沉疴。

此言三焦均为湿热所困。头重、身疼、神识昏迷者，湿秽在上焦也；呕逆、舌白不渴者，湿秽停滞中焦也；小便阻者，湿秽在下焦也。

茯苓皮汤方歌：

茯苓皮汤重薏仁，淡腹猪通利湿能。

此条先以牛黄丸宣通上焦，后以茯苓皮汤利湿。

五七、阳明湿温，气壅为哕者，新制橘皮竹茹汤主之。

按：《金匮》橘皮竹茹汤，乃胃虚受邪之治。今治湿热壅遏胃气致哕，不宜用参、甘峻补，故改用柿蒂。按柿成于秋，得阳明燥金之主气，且其形多方，他果未之有也，故治肺胃之病有独胜（肺之脏象属金，胃之气运属金）。柿蒂乃柿之归束处，凡花皆散，凡子皆降，凡降先收，从生而散而收而降，皆一蒂为之也，治逆呃之能事毕矣（再按：草木一身，芦与蒂为升降之门户，载生气上升者，芦也；受阴精归藏者，蒂也。格物者，不可不于此会心焉）。

新制橘皮竹茹汤（苦辛通降法）

橘皮（三钱）　竹茹（三钱）　柿蒂（七枚）　姜汁（三茶匙，冲）

水五杯，煮取二杯，分二次温服；不知，再作服。有痰火者，加竹沥、瓜蒌霜。有瘀血者，加桃仁。

【歌诀】

阳明湿温热邪强，气壅为哕是胃伤。按诸《金匮》胃虚法，新制橘皮竹茹汤。

呃逆有虚实之分，《金匮》治疗胃气不降之虚也，用橘皮竹茹汤原方的人参、甘草、大枣之峻补。本条去之，另加柿蒂以降胃气。

新制橘皮竹茹汤方歌：

胃热作哕气壅伤，新制橘皮竹茹汤。

柿蒂七枚合姜汁，瘀桃痰火竹蒌霜。

五八、三焦湿郁，升降失司，脘连腹胀，大便不爽，一加减正气散主之。

再按：此条与上第五十六条同为三焦受邪，彼以分消开窍为急务，此以升降中焦为定法，各因见证之不同也。

一加减正气散方

藿香梗（二钱） 厚朴（二钱） 杏仁（二钱） 茯苓皮（二钱） 广皮（一钱） 神曲（一钱五分） 麦芽（一钱五分） 绵茵陈（二钱） 大腹皮（一钱）

水五杯，煮二杯，再服。

方论：正气散本苦辛温兼甘法，今加减之，乃苦辛微寒法也。去原方之紫苏、白芷，无须发表也。去甘、桔，此证以中焦为扼要，不必提上焦也。只以藿香化浊，厚朴、广皮、茯苓、大腹泻湿满。加杏仁利肺与大肠之气，神曲、麦芽升降脾胃之气，茵陈宣湿郁而动生发之气。藿香但用梗，取其走中不走外也。茯苓但用皮，以诸皮皆凉，泻湿热独胜也。

【歌诀】

上有三焦湿秽条，开窍利湿病即疗。此条三焦湿郁重，失去升降中锢牢。胸脘腹胀无联系，上下气郁便不调。一加正气立法妙，升降复常药逍遥。

原方藿香正气散名虽统治四时感冒，不合时令病情，今吴瑭除去甘温之品而以藿香、油朴、陈皮、腹皮、苓皮为主，以宣达正气之不利。此藿香用梗，取其走中之意。加杏仁利肺与大肠之气；神曲、麦芽升降脾胃之气；绵茵陈宣湿痹而利三焦之气；茯苓用皮则凉，以泄湿热为独胜也。

一加减正气散歌：

正气厚不离藿香，厚朴陈腹苓皮方，

五等加法本来妙，临机应变活法彰，

一加曲麦杏茵陈，升降复常病自宁。

五九、湿郁三焦，脘闷，便溏，身痛，舌白，脉象模糊，二加减正气散主之。

上条中焦病重，故以升降中焦为要。此条脘闷便溏，中焦证也，身痛舌白，脉象模糊，则经络证矣。故加防己急走经络中湿郁；以便溏不比大便不爽，故加通草、薏仁，利小便所以实大便也；大豆黄卷从湿热蒸变而成，能化蕴酿之湿热，而蒸变脾胃之气。

二加减正气散（苦辛淡法）

藿香梗（三钱）　广皮（二钱）　厚朴（二钱）　茯苓皮（二钱）　木防己（三钱）　大豆黄卷（二钱）　川通草（一钱五分）薏苡仁（三钱）

水八杯，煮三杯，三次服。

【歌诀】

脘闷便溏中焦湿，脉象模糊湿中经。身痛舌白湿郁重，宣经达隧二加茵。

上条大便不爽用升降法。此条大便溏而病重，故以正气散原方；外加通草、苡仁以利小便而实大肠；加防己能行经络而除湿郁；加大豆黄卷，此从湿中变化而成，能治酝酿在脾胃之湿郁而从化。此方合用能宣经隧而除湿郁也。

六十、秽湿着里，舌黄脘闷，气机不宣，久则酿热，三加减正气散主之。

前两法，一以升降为主，一以急宣经隧为主。此则以舌黄之故，预知其内已伏热，久必化热，而身亦热矣，故加杏仁利肺气，气化则湿热俱化，滑石辛淡而凉，清湿中之热，合藿香所以宣气机之不宣也。

三加减正气散方（苦辛寒法）

藿香（三钱，连梗叶） 茯苓皮（三钱） 厚朴（二钱） 广皮（一钱五分） 杏仁（三钱） 滑石（五钱）

水五杯，煮二杯，再服。

【歌诀】

胸脘痞闷舌苔黄，气机不利湿深藏。能宣气机湿中郁，惟用三加正气良。

此条重在湿热入里，故用正气散原方加杏仁利肺气，气利则湿热俱化；加滑石辛淡而凉，能利三焦之湿热从小便出；藿香梗、叶俱用，以宣周身气机之不利。

三加减正气散方歌：

三加滑石与杏仁，脘闷舌黄湿郁行。

六一、秽湿着里，邪阻气分，舌白滑，脉右缓，四加减正气散主之。

以右脉见缓之故，知气分之湿阻，故加草果、楂肉、神曲，急运坤阳，使足太阴之地气不上蒸手太阴之天气也。

四加减正气散方（苦辛温法）

藿香梗（三钱）　厚朴（二钱）　茯苓（三钱）　广皮（一钱五分）　草果（一钱）　楂肉（炒，五钱）　神曲（二钱）

水五杯，煮二杯，渣再煮一杯，三次服。

【歌诀】

舌白滑兮右脉缓，湿秽着里阻气短。急运脾阳化湿邪，四加正气见手挽。

舌白右脉缓者，湿秽在气分之重也，脾受湿阻，急运脾阳以免湿秽上蒸肺金而伤清阳之气也。

方歌：

　　　　　四加用苓去腹皮，草果曲楂运脾宜。

本方以正气散原方去腹皮，用茯苓加神曲、山楂、草果。

六二、秽湿着里，脘闷便泄，五加减正气散主之。

秽湿而致脘闷，故用正气散之香开；便泄而知脾胃俱伤，故加大腹运脾气、谷芽升胃气也。以上二条，应入前寒湿类中。以同为加减正气散法，欲观者知化裁古方之妙，故列于此。

五加减正气散（苦辛温法）

藿香梗（二钱）　广皮（一钱五分）　茯苓块（三钱）　厚朴（二钱）　大腹皮（一钱五分）　谷芽（一钱）　苍术（二钱）

水五杯，煮二杯，日再服。

按：今人以藿香正气散，统治四时感冒，试问四时止一气行令乎？抑各司一气，且有兼气乎？况受病之身躯脏腑，又各有不等乎？历观前五法均用正气散，而加法各有不同，亦可知用药非丝丝入扣不能中病。彼泛论四时不正之气，与统治一切诸病之方，皆未望见轩岐之堂室者也，乌可云医乎！

【歌诀】

胸脘痞闷湿秽伤，大便泄泻脾胃殃。五加正气用茯苓，苍术谷芽效如神。

脘闷、便溏，湿秽着里者，故以正气散原方，用茯苓加苍术除湿温中，加谷芽以运化脾胃之秽邪。

六三、脉缓，身痛，舌淡黄而滑，渴不多饮，或竟不渴，汗出热解，继而复热，内不能运水谷之湿，外复感时令之湿，发表攻里，两不可施，误认伤寒，必转坏证。徒清热则湿不退，徒祛湿则热愈炽，黄芩滑石汤主之。

脉缓身痛，有似中风，但不浮，舌滑，不渴饮，则非中风矣。若系中风，汗出则身痛解而热不作矣；今继而复热者，乃湿热相蒸之汗，湿属阴邪，其气留连，不能因汗而退，故继而复热。内不能运水谷之湿，脾胃困于湿也；外复受时令之湿，经络亦困于湿矣。倘以伤寒发表攻里之法施之，发表则诛伐无过之表，阳伤而成痉；攻里则脾胃之阳伤，而成洞泄寒中，故必转坏证也。湿热两伤，不可偏治，故以黄芩、滑石、茯苓皮清湿中之热，蔻仁、猪苓宣湿邪之正，再加腹皮、通草，共成宣气利小便之功，气化则湿化，小便利则火腑通而热自清矣。

黄芩滑石汤方（苦辛寒法）

黄芩（三钱）　滑石（三钱）　茯苓皮（三钱）　大腹皮（二钱）　白蔻仁（一钱）　通草（一钱）　猪苓（三钱）

水六杯，煮取二杯，渣再煮一杯，分温三服。

【歌诀】

舌淡黄滑脉缓名，身痛汗出热复行。脾运失健外感湿，湿热交混治必明。黄芩滑石合猪苓，蔻腹苓皮通草能。

上言脉缓身痛，舌淡而滑，渴不多饮或竟不渴，汗出热解继而复热，内不能运水谷之湿，外复感时令之湿，误认伤寒用发汗攻里必转坏证。清热则湿不退，除湿则热愈炽，故以黄芩滑石汤。用猪苓、茯苓皮、通草除湿而清其热，腹皮、白蔻利气而醒其脾，则病自解也。

六四、阳明湿温，呕而不渴者，小半夏加茯苓汤主之；呕甚而痞者，半夏泻心汤去人参、干姜、大枣、甘草加枳实、生姜主之。

呕而不渴者，饮多热少也，故主以小半夏加茯苓，逐其饮而呕自止。呕而兼痞，热邪内陷，与饮相搏，有固结不通之患，故以半夏泻心去参、姜、甘、枣之补中，加枳实、生姜之宣胃也。

小半夏加茯苓汤

半夏（六钱）　茯苓（六钱）　生姜（四钱）

水五杯，煮取二杯，分二次服。

半夏泻心汤去人参干姜甘草大枣加枳实生姜方

半夏（六钱）　黄连（二钱）　黄芩（三钱）　枳实（三钱）
生姜（三钱）

水八杯，煮取三杯，分三次服。虚者，复纳人参、大枣。

【歌诀】

呕而不渴热邪多，半夏茯苓生姜歌言不渴者，水饮之气上逆也，故用小半夏加茯苓汤以逐其水饮而呕自止。呕而不渴又兼痞，枳实芩连半姜把此言呕而兼痞者，热邪与水饮停留肠间互结不通之象，故用半夏泻心汤去人参、干姜、甘草、大枣，加枳实、生姜以宣其胃气也。

六五、湿聚热蒸，蕴于经络，寒战热炽，骨骱烦疼，舌色灰滞，面目痿黄，病名湿痹，宣痹汤主之。

经谓：风寒湿三者合而为痹。《金匮》谓：经热则痹。盖《金匮》诚补《内经》之不足。痹之因于寒者固多，痹之兼乎热者，亦复不少。合参二经原文，细验于临证之时，自有权衡。本论因载湿温而类及热痹，见湿温门中，原有痹证，不及备载痹证之全，学者欲求全豹，当于《内经》《金匮》、喻氏、叶氏以及宋元诸名家合而参之自得。大抵不越寒热两条，虚实异治。寒痹势重而治反易，热痹势缓而治反难，实者单病躯壳易治，虚者兼病脏腑，夹痰饮腹满等证，则难治矣。犹之伤寒两感也。此条以舌灰目黄，知其为湿中生热；寒战热炽，知其在经络；骨骱疼痛，知其为痹证。若泛用治湿之药，而不知循经入络，则罔效矣。故以防己急走经络之湿，杏仁开肺气之先，连翘清气分之湿热，赤豆清血分之湿热，滑石利窍而清热中之湿，山栀肃肺而泻湿中之热，薏苡淡渗而主挛痹，半夏辛平而主寒热，蚕砂化浊道中清气。痛甚加片子姜黄、海桐皮者，所以宣络而止痛也。

宣痹汤方（苦辛通法）

防己（五钱）　杏仁（五钱）　滑石（五钱）　连翘（三钱）山栀（三钱）　薏苡（五钱）　半夏（三钱，醋炒）　晚蚕沙（三钱）　赤小豆皮（三钱，赤小豆乃五谷中之赤小豆，味酸肉赤，凉水浸取皮用，非药肆中之赤小豆。药肆中之赤豆乃广中野豆，赤皮蒂黑肉黄，不入药者也）

水八杯，煮取三杯，分温三服。痛甚，加片子姜黄二钱，海桐皮三钱。

【歌诀】

面目萎黄舌灰滞，骨骱烦疼湿痹经。宣痹栀翘苡防杏，滑夏蚕沙赤豆清。

此言面目萎黄、舌灰滞、骨骱烦疼、寒战热炽者，以证湿热之气由天时变蒸蕴着于人之经络，故用宣痹汤。以半夏、杏仁降利肺胃逆上之气，防己除经络之湿，赤小豆清血分之热，连翘、苡仁、滑石、山栀、蚕沙清三焦之湿热，由小便而解。头痛甚者加姜黄、海桐皮。

六六、湿郁经脉，身热身痛，汗多自利，胸腹白疹，内外合邪。纯辛走表，纯苦清热，皆在所忌，辛凉淡法，薏苡竹叶散主之。

上条但痹在经络，此则脏腑亦有邪矣，故又立一法。汗多则表阳开，身痛则表邪郁，表阳开而不解表邪，其为风湿无疑。盖汗之解者，寒邪也，风为阳邪，尚不能以汗解，况湿为重浊之阴邪，故虽有汗不解也。学者于有汗不解之证，当识其非风则湿，或为风湿相搏也。自利者，小便必短；白疹者，风湿郁于孙络毛窍。此湿停热郁之证，故主以辛凉解肌表之热，辛淡渗在里之湿，俾表邪从气化而散，里邪从小便而驱，双解表里之妙法也。与下条互斟自明。

薏苡竹叶散方（辛凉淡法，亦轻以去实法）

薏苡（五钱）　竹叶（三钱）　飞滑石（五钱）　白蔻仁（一钱五分）　连翘（三钱）　茯苓块（五钱）　白通草（一钱五分）

共为细末，每服五钱，日三服。

【歌诀】

周身疼热胸白疹，汗多自利湿热深。薏苡竹叶解表里，蔻通翘滑可回生。

此言身痛、身热汗出、白疹者，为湿热入于经络毛窍也。自利者，为湿热入于里也。此为内外合邪，非纯辛苦之药可治，故用薏苡竹叶汤。以辛凉之药使湿郁在表者从气化而散，以淡渗之药使在里之邪由小便而解之法。

六七、风暑寒湿，杂感混淆，气不主宣，咳嗽头胀，不饥，舌白，肢体若废，杏仁薏苡汤主之。

杂感混淆，病非一端，乃以"气不主宣"四字为扼要。故以宣气之药为君。既兼雨湿中寒邪，自当变辛凉为辛温。此条应入寒湿类中，列于此者，以其为上条之对待也。

杏仁薏苡汤（苦辛温法）

杏仁（三钱）　薏苡（三钱）　桂枝（五分）　生姜（七分）厚朴（一钱）　半夏（一钱五分）　防己（一钱五分）　白蒺藜（二钱）

水五杯，煮三杯，渣再煮一杯，分温三服。

【歌诀】

舌白不饥头胀咳，肢体若废杂感温。杏仁苡仁汤防己，蒺朴半夏桂枝分。

此言舌白、不饥、咳嗽、头胀、体若废者，为风寒暑湿之邪，杂感混淆气分而不能宣达，故以辛温除湿之药而解之也。

六八、暑湿痹者，加减木防己汤主之。

此治痹之祖方也。风胜则引，引者（吊痛掣痛之类，或上或下，四肢游走作痛，经谓行痹是也）加桂枝、桑叶。湿胜则肿，肿者（土曰敦阜）加滑石、草薢、苍术。寒胜则痛，痛者加防己、桂枝、姜黄、海桐皮。面赤、口涎自出者（《灵枢》谓：胃热与廉泉开），重加石膏、知母。绝无汗者，加羌活、苍术。汗多者加黄芪、炙甘草。兼痰饮者，加半夏、厚朴、广皮。因不能备载全文，故以祖方加减如此，聊示门径而已。

加减木防己汤（辛温辛凉复法）

防己（六钱）　桂枝（三钱）　石膏（六钱）　杏仁（四钱）

滑石（四钱）　白通草（二钱）　薏仁（三钱）

水八杯，煮取三杯，分温三服。见小效不即退者，加重服，日三夜一。

【歌诀】

前列五条再寻思，合参本条着意知。暑湿痹痛细心认，木防己汤加减施。防己原方膏参栀，面赤涎出石膏知。湿肿草薢苍滑石，汗出炙草黄芪思。无汗苍术桂枝入，痰饮夏陈厚朴施。风胜游走桑叶桂，寒痛姜黄桐桂枝。

此言暑湿成痹之病，而用木防己汤原方人参、桂枝、石膏、防己。如面赤、涎出，重加石膏、知母。湿重，加草薢、苍术、滑石。汗出多，加黄芪、炙草。无汗，加苍术、桂枝。痰饮，加半夏、陈皮、厚朴。风胜游走，加桑叶、桂枝。寒痛，加桐皮、桂枝、防己。

六九、湿热不解，久酿成疸，古有成法，不及备载，聊列数则，以备规矩（下疟、痢等证仿此）。

本论之作，原补前人之未备，已有成法可循者，安能尽录。因横列四时杂感，不能不列湿温，连类而及，又不能不列黄疸、疟、痢，不过略标法则而已。按湿温门中，其证最多，其方最夥。盖土居中位，秽浊所归，四方皆至，悉可兼证，故错综参伍，无穷极也。即以黄疸一证而言，《金匮》有辨证三十五条，出治一十二方，先审黄之必发不发，在于小便之利与不利；疸之易治难治，在于口之渴与不渴；再察瘀热入胃之因，或因外并，或因内发，或因食谷，或因醋酒，或因劳色，有随经蓄血，入水黄汗；上盛者一身尽热，下郁者小便为难；又有表虚里虚，热除作哕，火劫致黄。知病有不一之因，故治有不紊之法：于是脉弦胁痛，少阳未罢，仍主以和；渴饮水浆，阳明化燥，急当泄热；湿在上，以辛散，以风胜；湿在下，以苦泄，以淡渗；如狂蓄血，势所必攻；汗后尿白，自宜投补；酒客多蕴热，先用清中，加之分利，后必顾其脾阳；女劳有秽浊，始以解毒，继以滑窍，终当峻补真阴；表虚者实卫，里虚者建中；入水火劫，以及治逆变证，各立方论，以为后学津梁。至寒湿在里之治，阳明篇中，惟见一则，不出方论，指人以寒湿中求之。盖脾本畏木而喜风燥，制水而恶寒湿。今阴黄一证，寒湿相搏，譬如卑监之土，须暴风日之阳，纯阴之病，疗以辛热无疑，方虽不出，法已显然。奈丹溪云：不必分五疸，总是如盦酱相似。以为得治黄之扼要，殊不知以之治阳黄，犹嫌其混，以之治阴黄，恶乎可哉！喻嘉言于阴黄一证，意谓仲景方论亡失，恍若无所循从。惟罗谦甫具有卓识，力辨阴阳，遵仲景寒湿之旨，出茵陈四逆汤之治。瑭于阴黄一证，究心有年，悉用罗氏法而化裁之，无不应手取效。间有始即寒湿，从太阳寒水之化，继因其人阳气尚未十分衰败，得燥热药数帖，阳明转燥金之化而为阳证者，即从阳黄例治之。

【歌诀】

湿热不解病日深，久酿必致疸黄成。茵陈四逆阴黄使，阳黄古方细思寻。

先审黄之发不发在于小便之利不利，疸之易治难治在于口之渴不渴。再察瘀热入于胃，或外病，或内发，及酗酒、劳色，或随经蓄血，入水黄汗。上盛者一身尽热，下郁者小便为难。又有表里湿热作哕，火劫致黄，脉弦，胁痛，少阳未罢，仍主以和。阳明化燥，急当泄热。湿在上，以辛散之、风胜之。湿在下，以苦泻之，以淡渗之。如狂蓄血，势所必攻。汗后尿白，自当投补。酒客多湿热，先用补中，加之分利，后固脾阳。女劳有秽浊，始以解毒，继以化窍，终补真阴。表虚者，实卫；里虚者，建中。寒湿在里，指人以寒湿中求之。

秋　燥

一百、燥伤胃阴，五汁饮主之，玉竹麦门冬汤亦主之。

五汁饮（方法并见前）

玉竹麦门冬汤（甘寒法）

玉竹（三钱）　麦冬（三钱）　沙参（二钱）　生甘草（一钱）

水五杯，煮取二杯，分二次服。土虚者，加生扁豆；气虚者，加人参。

【医案】

又，近交秋令，燥气加临，先伤于上。是为肺燥之咳。然下焦久虚，厥阴绕咽，少阴循喉，往常口燥、舌糜，是下虚阴火泛越。先治时病燥气化火，暂以清润上焦，其本病再议。

白扁豆（勿研，三钱）　玉竹（三钱）　白沙参（二钱）　麦冬（去心，三钱）　甜杏仁（去皮尖，勿研，二钱）　象贝母（去心，勿研，二钱）　冬桑叶（一钱）　卷心竹叶（一钱）

洗白糯米七合，清汤煎。

选自《临证指南医案》

百一、胃液干燥，外感已净者，牛乳饮之。

此以津血填津血法也。

牛乳饮（甘寒法）

牛乳（一杯）

重汤炖熟，顿服之；甚者，日再服。

【医案】

周（三二）秋燥从天而降，肾液无以上承，咳嗽吸不肯通，大便三四日一更衣，脉见细小。议治在脏阴。

牛乳　紫衣胡桃　生白蜜　姜汁

选自《临证指南医案》

卷三　下焦篇

风温 温热 温疫 温毒 冬温

一、风温、温热、温疫、温毒、冬温，邪在阳明久羁，或已下，或未下，身热面赤，口干舌燥，甚则齿黑唇裂，脉沉实者，仍可下之；脉虚大，手足心热甚于手足背者，加减复脉汤主之。

温邪久羁中焦，阳明阳土，未有不克少阴癸水者，或已下而阴伤，或未下而阴竭。若实证居多，正气未至溃败，脉来沉实有力，尚可假手于一下，即《伤寒论》中急下以存津液之谓。若中无结粪，邪热少而虚热多，其人脉必虚，手足心主里，其热必甚于手足背之主表也。若再下其热，是竭其津而速之死也。故以复脉汤复其津液，阴复则阳留，庶可不至于死也。去参、桂、姜、枣之补阳，加白芍收三阴之阴，故云加减复脉汤。在仲景当日，治伤于寒者之结代，自有取于参、桂、姜、枣，复脉中之阳；今治伤于温者之阳亢阴竭，不得再补其阳也。用古法而不拘用古方，医者之化裁也。

二、温病误表，津液被劫，心中震震，舌强神昏，宜复脉法复其津液，舌上津回则生，汗自出，中无所主者，救逆汤主之。

误表动阳，心气伤则心震，心液伤则舌謇，故宜复脉复其津液也。若伤之太甚，阴阳有脱离之象，复脉亦不胜任，则非救逆不可。

【歌诀】

温病中焦举数端言中焦温病略举可下不可下，即下后诸症数端，示人之阳之反，引申触类取逢源言虽略举数端不足以尽温之变幻，苟能触类旁通，则取之左右逢源。下焦虽曰至阴脏实证谓身热、面赤、口干、舌燥，甚则齿黑唇裂、脉沉实之类，阳明温病一例看言下焦虽为至阴之肢，若有寒证仍与阳明之下法相同，故曰一例看也。邪少谓邪热少热多谓虚热多也，如脉虚，手足心热甚于手足背上热不可下若再下其热，是渴其津而速之死也，惟宜复脉汤名，即炙甘草汤也使津还言邪少虚多之人惟宜用复脉汤复其津液也。桂姜参枣去加芍去人参、桂枝、生姜、大枣之补阳，加白芍收三阴之阴，阴复阳留效可占炙甘草汤原方阴阳两补，温病阳亢阴竭但取甘润存津使阴复还，阴复则阳不亢，故效可占。

误表动阳心受困原注云误表动阳，心气伤，则心震；心液伤，则舌蹇也，神昏舌强亦宜甘言亦宜用炙甘草汤。汗多津竭须防脱本文云汗出中无所主，原注云若伤之太甚，阴阳有脱离之象，前药谓加减复脉汤也去麻去麻仁也龙牡添加生龙骨四钱，生牡蛎八钱，脉虚大欲散者加人参二钱。

此条分三节读，前八句言下焦温病之实者可下，虚者不可下也。误表动阳二句乃推广复脉之用。末二句谓汗多亡阳，加减复脉汤，宜加龙牡以救逆，故名救逆汤。

加减复脉汤甘润存津法

炙甘草六钱，熟地黄六钱，连心麦冬五钱，真阿胶三钱，麻仁三钱，白芍六钱。

救逆汤镇摄法

即加减复脉汤内去麻仁，加生龙骨四钱，生牡蛎八钱。脉虚大欲散者，加人参二钱。

三、温病耳聋，病系少阴，与柴胡汤者必死，六七日以后，宜复脉辈复其精。

温病无三阳经证，却有阳明腑证（中焦篇已申明腑证之由矣）、三阴脏证。盖脏者，藏也，藏精者也。温病最善伤精，三阴实当其冲。如阳明结则脾阴伤而不行，脾胃脏腑切近相连，夫累及妻，理固然也，有急下以存津液一法。土实则水虚，浸假而累及少阴矣，耳聋、不卧等证是也。水虚则木强，浸假而累及厥阴矣，目闭、痉厥等证是也。此由上及下，由阳入阴之道路，学者不可不知。按温病耳聋，《灵》《素》称其必死，岂少阳耳聋，竟至于死耶？经谓：肾开窍于耳，脱精者耳聋。盖初则阳火上闭，阴精不得上承，清窍不通，继则阳亢阴竭，若再以小柴胡汤直升少阳，其势必至下竭上厥，不死何待！何时医悉以陶氏《六书》，统治四时一切病证，而不究心于《灵》《素》《难经》也哉！瑭于温病六七日以外，壮火少减，阴火内炽，耳聋者，悉以复阴得效。曰宜复脉辈者，不过立法如此，临时对证，加减尽善，是所望于当其任者。

【歌诀】

温病耳聋属少阳经曰：肾开窍于耳，始因阳火拒阴精言温病初起，耳聋因阳火燥甚，拒格阴精不得上承，以致清窍不通。久令阳亢致阴竭言六七日以后，耳聋者阳亢阴竭也，误用柴胡定杀人伤寒耳聋属少阳，用柴胡汤升散即解。温病耳聋属少阴，阳亢若再升散其阳则下竭上厥，不死何也。吴氏叮咛复脉辈本文云六七日以后宜复脉辈复其精，临时加减可随心曰宜复脉辈者不过立法如此，临证时可对证加减也。

此言温病耳聋忌服柴胡汤也时医多踏此茶予，每用增液汤加减取效。

四、劳倦内伤，复感温病，六七日以外不解者，宜复脉法。

此两感治法也。甘能益气，凡甘皆补，故宜复脉。服二三帖后，身不热而倦甚，仍加人参。

【歌诀】

劳倦内伤治不轻言非一药可愈，复加温病两相凌。问君立法谁为主静治其内伤乎，即时治其温病乎，毫厘差千里遂谬，复脉服之邪正平扶正散邪一举两得。

此申明复脉汤能治内伤之温病也。

五、温病已汗而不得汗，已下而热不退，六七日以外，脉尚躁盛者，重与复脉汤。

已与发汗而不得汗，已与通里而热不除，其为汗下不当可知。脉尚躁盛，邪固不为药衰，正气亦尚能与邪气分争。故须重与复脉，扶正以敌邪，正胜则生矣。

六、温病误用升散，脉结代，甚则脉两至者，重与复脉，虽有他证，后治之。

此留人治病法也。即仲景里急，急当救里之义。

七、汗下后，口燥咽干，神倦欲眠，舌赤苔老，与复脉汤。

在中焦下后与益胃汤，复胃中津液，以邪气未曾深入下焦。

若口燥咽干,乃少阴之液无以上供,神昏欲眠,有少阴但欲寐之象,故与复脉。

八、热邪深入,或在少阴,或在厥阴,均宜复脉。

此言复脉为热邪劫阴之总司也。盖少阴藏精,厥阴必待少阴精足而后能生,二经均可主以复脉者,乙癸同源也。

加减复脉汤方(甘润存津法)

炙甘草(六钱)　干地黄(六钱,按地黄三种用法:生地者,鲜地黄未晒干者也,可入药煮用,可取汁用,其性甘凉,上中焦用以退热存津;干地黄者,乃生地晒干,已为丙火炼过,去其寒凉之性,《本草》称其甘平;熟地制以酒与砂仁,九蒸九晒而成,是又以丙火、丁火合炼之也,故其性甘温。奈何今人悉以干地黄为生地,北人并不知世有生地,金谓干地黄为生地,而曰寒凉,指鹿为马,不可不辨)　生白芍(六钱)　麦冬(五钱,不去心)阿胶(三钱)　麻仁(三钱,按柯韵伯谓:旧传麻仁者误,当系枣仁。彼从"心悸动"三字中看出传写之误,不为无见。今治温热,有取于麻仁甘益气、润去燥,故仍从麻仁)

水八杯,煮取八分三杯,分三次服。剧者加甘草至一两,地黄、白芍八钱,麦冬七钱,日三夜一服。

救逆汤方(镇摄法)

即于加减复脉汤内,去麻仁,加生龙骨四钱,生牡蛎八钱,煎如复脉法。脉虚大欲散者,加人参二钱。

【歌诀】

炙甘功效本良多，书不尽言细揣摩。欲识吴瑭用法妙，下焦篇内漫吟哦。

下焦篇第五条云温病已汗而不得汗，已下而热不退，六七日已外，脉象燥盛，则重与复脉汤。六条云温病误用升散，脉结代，甚则脉两至者，重与复脉汤，虽有他证，复脉治之。

此条乃赞复脉之妙，又以赞吴氏用复脉之妙也

十一、少阴温病，真阴欲竭，壮火复炽，心中烦，不得卧者，黄连阿胶汤主之。

按：前复脉法为邪少虚多之治。其有阴既亏而实邪正盛，甘草即不合拍。心中烦，阳邪夹心阳独亢于上，心体之阴，无容留之地，故烦杂无奈；不得卧，阳亢不入于阴，阴虚不受阳纳，虽欲卧得乎！此证阴阳各自为道，不相交互，去死不远，故以黄芩从黄连，外泻壮火而内坚真阴；以芍药从阿胶，内护真阴而外捍亢阳。名黄连阿胶汤者，取一刚以御外侮，一柔以护内主之义也。其交关变化神明不测之妙，全在一鸡子黄。前人训鸡子黄，金谓鸡为巽木，得心之母气，色赤入心，虚则补母而已，理虽至当，殆未尽其妙。盖鸡子黄有地球之象，为血肉有情，生生不已，乃奠安中焦之圣品，有甘草之功能，而灵于甘草；其正中有孔，故能上通心气，下达肾气，居中以达两头，有莲子之妙用；其性和平，能使亢者不争，弱者得振；其气焦臭，故上补心；其味甘咸，故下补肾；再释家有地水风火之喻，此证大风一起，荡然无余，鸡子黄镇定中焦，通彻上下，合阿胶能预息内风之震动

也。然不知人身阴阳相抱之义，必未能识仲景用鸡子黄之妙，谨将人身阴阳生死痎瘤图形，开列于后，以便学者入道有阶也。

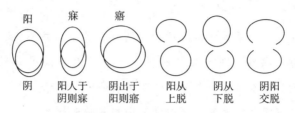

黄连阿胶汤方（苦甘咸寒法）

黄连（四钱）　黄芩（一钱）　阿胶（三钱）　白芍（一钱）鸡子黄（二枚）

水八杯，先煮三物，取三杯，去滓，纳胶烊尽，再纳鸡子黄，搅令相得，日三服。

【歌诀】

邪少虚多宜炙甘用之得当有立竿见影之妙，真阴欲竭火燎原本文云真阴欲竭，壮火复炽，必中烦不得卧者，黄连阿胶汤主之。心烦不卧黄连谓黄连阿胶汤也治，若用前汤谓复脉汤也恐上炎。

此条为复脉立戒，恐人轻用之也。盖药有所长必有所短，凡药皆然，非独复脉然也。

十二、夜热早凉，热退无汗，热自阴来者，青蒿鳖甲汤主之。

夜行阴分而热，日行阳分而凉，邪气深伏阴分可知；热退无汗，邪不出表而仍归阴分，更可知矣，故曰热自阴分而来，非上中焦之阳热也。邪气深伏阴分，混处气血之中，不能纯用养阴，又非壮火，更不得任用苦燥。故以鳖甲蠕动之物，入肝经至阴之分，既能养阴，又能入络搜邪；以青蒿芳香透络，从少阳领邪外出；细生地清阴络之热；丹皮泻血中之伏火；知母者，知病之母也，佐鳖甲、青蒿而成搜剔之功焉。再此方有先入后出之妙，青蒿不能直入阴分，有鳖甲领之入也；鳖甲不能独出阳分，有青蒿领之出也。

青蒿鳖甲汤方（辛凉合甘寒法）

青蒿（二钱）　鳖甲（五钱）　细生地（四钱）　知母（二钱）　丹皮（三钱）

水五杯，煮取二杯，日再服。

【歌诀】

夜热何为早即凉，明知阴分有邪藏热行阴分而热，日行阳分而凉，热邪深伏阴分可知。只因热退身无汗热退无汗，邪不出表，故主青蒿鳖甲汤。鳖甲领蒿能退热鳖甲领蒿能入至阴之分以除热，青蒿带甲可从阳青蒿带甲从少阳之分以达表。丹知生地甘寒药丹皮泻血中之伏火，知母、生地能清阴分之热，搜剔余邪效倍彰。

此为热邪深入阴分而为夜凉者出其方治也。

十五、既厥且哕（俗名呃忒），脉细而劲，小定风珠主之。

温邪久踞下焦，烁肝液为厥，扰冲脉为哕，脉阴阳俱减则细，肝木横强则劲，故以鸡子黄实土而定内风；龟板补任（谓任脉）而镇冲脉；阿胶沉降，补液而息肝风；淡菜生于咸水之中而能淡，外偶内奇，有坎卦之象，能补阴中之真阳，其形翕阖，故又能潜真阳之上动；童便以浊液仍归浊道，用以为使也。名定风珠者，以鸡子黄宛如珠形，得巽木之精，而能息肝风，肝为巽木，巽为风也。龟亦有珠，具真武之德而镇震木。震为雷，在人为胆，雷动未有无风者，雷静而风亦静矣。亢阳直上巅顶，龙上于天也，制龙者，龟也。古者豢龙御龙之法，失传已久，其大要不出乎此。

小定风珠方（甘寒咸法）

鸡子黄（一枚，生用）　真阿胶（二钱）　生龟板（六钱）
童便（一杯）　淡菜（三钱）

水五杯，先煮龟板、淡菜，得二杯，去滓。入阿胶，上火烊化，纳鸡子黄，搅令相得，再冲童便，顿服之。

【歌诀】

邪踞下焦肝液伤，周身冰冷似亡阳原注云：温邪久踞下焦，灼肝液为厥，厥证即身冷之谓也。《伤寒》内有"热深厥深"句，虽似亡阳实非。须知哕证为冲逆哕俗名干呕，久病见此为死证，以其胃气厥也，此因邪踞下焦，冲脉上逆，非死证也，细劲全凭风势张原注云：脉阴阳俱减则细，肝水横强则劲，此热邪灼肝，肝风扇动，以致冲脉上逆之证，故曰全凭风势张也。小定风珠名实称因风作病痛而方看定风命名称也，龟为介长取潜藏龟为介虫，功长通任络脉，性阴好潜，取之以镇逆，以镇冲之逆气也。阿胶淡菜皆沉降阿胶沉降补血液而息肝风，淡菜生于咸水，其形翕阖，能潜真阳之上冲也，便使童便以浊液仍归浊道，用以为使也君分鸡子黄以鸡子黄为君者，以鸡子黄有地球之象，为血肉有情，生生不已，乃奠安中焦之圣品，又鸡得巽木之精，巽为风，与阿胶同用，能息内风之震动，故谓定风珠也。后条有大定风珠也。

按：本文云既厥且哕，脉细而劲，小定风珠主之。此条乃申其义也。

十六、热邪久羁，吸烁真阴，或因误表，或因妄攻，神倦瘛疭，脉气虚弱，舌绛苔少，时时欲脱者，大定风珠主之。

此邪气已去八九，真阴仅存一二之治也。观脉虚苔少可知，故以大队浓浊填阴塞隙，介属潜阳镇定。以鸡子黄一味，从足太阴，下安足三阴，上济手三阴，使上下交合，阴得安其位，斯阳可立根基，俾阴阳有眷属一家之义，庶可不致绝脱欤！

大定风珠方（酸甘咸法）

生白芍（六钱）　阿胶（三钱）　生龟板（四钱）　干地黄（六钱）　麻仁（二钱）　五味子（二钱）　生牡蛎（四钱）　麦冬（六钱，连心）　炙甘草（四钱）　鸡子黄（二枚，生）　鳖甲（四钱，生）

水八杯，煮取三杯，去滓，再入鸡子黄，搅令相得，分三次服。喘加人参，自汗者加龙骨、人参、小麦，悸者加茯神、人参、小麦。

【歌诀】

热邪久踞灼真阴真阴竭则阳亦孤危也，神倦脉虚舌少苔言舌少苔但绛而已。时欲阴阳不两脱，阴平阳秘可回生。定风大多为阴药，芍

115

地麻胶味麦门皆阴药也。龟鳖潜阳同牡蛎三味虽阴而能潜阳，鸡黄甘草善调停鸡子黄下安足三阴，上济手三阴；甘草调阴阳也。

此条乃邪气去之八九，真阴仅存一二之治法也。

三一、温病愈后，嗽稀痰而不咳，彻夜不寐者，半夏汤主之。

此中焦阳气素虚之人，偶感温病，医以辛凉甘寒，或苦寒清温热，不知十衰七八之戒，用药过剂，以致中焦反停寒饮，令胃不和，故不寐也。《素问》云：胃不和则卧不安，饮以半夏汤，覆杯则寐。盖阳气下交于阴则寐，胃居中焦，为阳气下交之道路，中寒饮聚，致令阳气欲下交而无路可循，故不寐也。半夏逐痰饮而和胃，秫米秉燥金之气而成，故能补阳明燥气之不及而渗其饮，饮退则胃和，寐可立至，故曰覆杯则寐也。

半夏汤方（辛甘淡法）

半夏（八钱，制） 秫米（二两，即俗所谓高粱是也，古人谓之稷，今或名为芦稷，如南方难得，则以薏仁代之）

水八杯，煮取三杯，分三次温服。

三二、饮退得寐，舌滑，食不进者，半夏桂枝汤主之。

此以胃腑虽和，营卫不和，阳未卒复，故以前半夏汤合桂枝汤，调其营卫，和其中阳，自能食也。

半夏桂枝汤方（辛温甘淡法）

半夏（六钱） 秫米（一两） 白芍（六钱） 桂枝（四钱，虽

云桂枝汤，却用小建中汤法。桂枝少于白芍者，表里异治也）　炙甘草（一钱）　生姜（三钱）　大枣（二枚，去核）

水八杯，煮取三杯，分温三服。

【歌诀】

阳虚言阳气素虚之人病解温病解也嗽稀痰与胶痰者异也，寒饮停中指胃言，稀痰所由来也寐不安胃不和也。半夏祛痰且降逆，高粮俗名也，古为秫米渗饮法辛甘《素问》云：胃不和则卧不安。饮以半夏汤覆杯则寐，盖阳气下交于阴则寐，胃居中焦，为阳气下交之道路。胃中寒饮聚，致令阳欲下交而无路可循，故不寐也。半夏祛痰降逆和胃，秫米能补阳明胃气而化痰饮，饮邪消退，胃气能和顺，故曰覆杯能寐。覆杯饮退稀痰解，舌滑犹然食不餐。胃腑虽和营卫逆饮退得寐，胃已和矣，但胃虽和，营卫尚逆，阳未卒复，故舌滑不食也，故用半夏汤有鞭长莫及之虞，前汤即半夏汤加桂桂枝汤也服之瘥桂枝汤调和营卫之圣药，半夏汤和胃之专品，二汤合服，诸症无不愈。

三三、温病解后，脉迟，身凉如水，冷汗自出者，桂枝汤主之。

此亦阳气素虚之体质，热邪甫退，即露阳虚，故以桂枝汤复其阳也。

桂枝汤方（见上焦篇。但此处用桂枝，分量与芍药等，不必多于芍药也；亦不必啜粥再令汗出，即仲景以桂枝汤小和之法是也）

【歌诀】

病解阳虚脉息迟，身凉似水汗如之言身凉汗冷也，几番忖度胡为治若用辛凉则阳气立绝也，吴氏依然用桂枝益阳也。

三四、温病愈后，面色萎黄，舌淡，不欲饮水，脉迟而弦，不食者，小建中汤主之。

此亦阳虚之质也，故以小建中，小小建其中焦之阳气，中阳复则能食，能食则诸阳皆可复也。

小建中汤方（甘温法）

白芍（六钱，酒炒） 桂枝（四钱） 甘草（三钱，炙） 生姜（三钱） 大枣（二枚，去核） 胶饴（五钱）

水八杯，煮取三杯，去渣，入胶饴，上火烊化，分温三服。

【歌诀】

温病阳虚面痿黄面痿黄非黑热也，迟弦指脉而言不食中气虚也建中汤。中阳一复诸邪退，相体裁衣取譬良末句言治病不可拘治也。

三五、温病愈后，或一月，至一年，面微赤，脉数，暮热，常思饮，不欲食者，五汁饮主之，牛乳饮亦主之。病后肌肤枯燥，小便尿管痛，或微燥咳，或不思食，皆胃阴虚也，与益胃、五汁辈。

前复脉等汤，复下焦之阴。此由中焦胃用之阴不降，胃体之阳独亢，故以甘润法救胃用，配胃体，则自然欲食，断不可与俗套开胃健食之辛燥药，致令燥咳成痨也。

五汁饮、牛乳饮方（并见前秋燥门）

益胃汤（见中焦篇）

按：吴又可云：病后与其调理不善，莫若静以待动，是不知要领之言也。夫病后调理，较易于治病，岂有能治病，反不能调理之理乎！但病后调理，不轻于治病。若其治病之初，未曾犯逆，处处得法，轻者三五日而解，重者七八日而解，解后无余邪，病者未受大伤，原可不必以药调理，但以饮食调理足矣，经所谓食养尽之是也。若病之始受既重，医者又有误表、误攻、误燥、误凉之弊，遗殃于病者之气血，将见外感变而为内伤矣。全赖医者善补其过（谓未犯他医之逆；或其人阳素虚，阴素亏；或前因邪气太盛，攻剂不得不重；或本虚邪不能张，须随清随补之类），而补人之过（谓已犯前医之治逆），退杀气（谓余邪或药伤），迎生气（或养胃阴，或护胃阳，或填肾阴，或兼固肾阳，以迎其先后天之生气），活人于万全，岂得听之而已哉！万一变生不测，推委于病者之家，能不愧于心乎！至调理大要，温病后一以养阴为主。饮食之坚硬浓厚者，不可骤进。间有阳气素虚之体质，热病一退，即露旧亏，又不可固执养阴之说，而灭其阳火。故本论中焦篇列益胃、增液、清燥等汤，下焦篇列复脉、三甲、五汁等复阴之法，乃热病调理之常理也；下焦篇又列建中、半夏、桂枝数法，以为阳气素虚，或误伤凉药之用，乃其变也。经所谓：有者求之，无者求之，微者责之，盛者责之，全赖司其任者，心诚求之也。

【歌诀】

以上数条皆言阳气素虚之人病解后，调理之法不可拘执辛甘寒而不用辛甘温也。盖阳气素虚之人偶感温病，辛凉甘寒不得已则用之，反其病解，阳虚而更虚矣。不用辛甘温之微补，其何以复诸阳乎，可知医者治病有相体裁衣，尺度原不拘也。谨录汪琴莓先生之论于佐证。汪琴莓云：温热病虑涸其阴，湿温病虑虚其阳。病后调理，温热当以滋阴为法辛凉或佐甘酸；湿温扶阳为主甘温或佐辛甘，不可错认。热病解后，脉静身凉，然而炎威虽退，余焰犹存，略予甘温，燎原复炽。饮食坚硬浓厚者，骤进尚能助邪，况参、术、姜、桂及二陈之类乎。但体质不同，禀赋各异，或平素阳虚或寒凉过当。热病一退，即露旧亏，又可拘执养阴之法而减其阳火？故本论中焦篇列益胃、增液、清燥等汤，下焦篇列复脉、三甲、五汁等复阴之法，乃热病调理之常治也。下焦篇又列建中汤、半夏桂枝等汤辛甘、甘温数法，此超变也。经所谓有者求之，无者求之，微者责之，盛者责之，全赖司其任者，心诚求之也。愚按汪氏此论，温病三焦之主脑，然不独温病始，然即百病亦可，以此要之，医宜活达不可偏执也。

暑温　伏暑

三六、暑邪深入少阴消渴者，连梅汤主之；入厥阴麻痹者，连梅汤主之；心热烦躁神迷甚者，先与紫雪丹，再与连梅汤。

肾主五液而恶燥，暑先入心，助心火独亢于上，肾液不供，故消渴也。再心与肾均为少阴，主火，暑为火邪，以火从火，二火相搏，水难为济，不消渴得乎！以黄连泻壮火，使不烁津，以乌梅之酸以生津，合黄连酸苦为阴；以色黑沉降之阿胶救肾水，麦冬、生地合乌梅酸甘化阴，庶消渴可止也。肝主筋而受液于肾，热邪伤阴，筋经无所秉受，故麻痹也。再包络与肝均为厥阴，主风木。暑先入心，包络代受，风火相搏，不麻痹得乎！以黄连泻克水之火，以乌梅得木气之先，补肝之正，阿胶增液而息肝风，冬、地补水以柔木，庶麻痹可止也。心热烦躁神迷甚，先与紫雪丹者，开暑邪之出路，俾连、梅有入路也。

连梅汤方（酸甘化阴，酸苦泄热法）

云连（二钱）　乌梅（三钱，去核）　麦冬（三钱，连心）生地（三钱）　阿胶（二钱）

水五杯，煮取二杯，分二次服。脉虚大而芤者，加人参。

【歌诀】

少阴消渴连梅方，厥阴麻痹颇相当。燥热心烦神迷甚，先与紫雪次连汤。

肾主五液而恶燥，暑邪深入少阴，上遇君火相搏，水难为济，故消渴宜以连梅方汤主之。

连梅汤方歌：

> 少阴消渴连梅方，麦冬生地阿胶浆。

三七、暑邪深入厥阴，舌灰，消渴，心下板实，呕恶吐蛔，寒热，下利血水，甚至声音不出，上下格拒者，椒梅汤主之。

此土败木乘，正虚邪炽，最危之候。故以酸苦泄热，辅正驱邪立法，据理制方，冀其转关耳。

椒梅汤方（酸苦复辛甘法，即仲景乌梅圆法也，方义已见中焦篇）

黄连（二钱）　黄芩（二钱）　干姜（二钱）　白芍（三钱，生）　川椒（三钱，炒黑）　乌梅（三钱，去核）　人参（二钱）　枳实（一钱五分）　半夏（二钱）

水八杯，煮取三杯，分三次服。

【歌诀】

厥阴舌灰消渴条，呕恶吐蛔心实牢。寒热利血声难出，上下格拒椒梅疗。

暑邪深入厥阴，舌灰、消渴、寒热、呕恶、吐蛔、心下板实、下利血水，甚至声之不出，上下格拒者，皆土败木衰，正虚邪炽，最危之候，宜以椒梅汤补正驱邪、酸苦泄热为主。

椒梅汤方歌：

参夏苓连姜椒芍，枳实红梅厥阴药。

三八、暑邪误治，胃口伤残，延及中下，气塞填胸，燥乱口渴，邪结内踞，清浊交混者，来复丹主之。

此正气误伤于药，邪气得以窃据于中，固结而不可解，攻补难施之危证，勉立旋转清浊一法耳。

来复丹方（酸温法）

太阴元精石（一两）　舶上硫黄（一两）　硝石（一两，同硫黄为末，微火炒结沙子大）　橘红（二钱）　青皮（二钱，去白）　五灵脂（二钱，澄去砂，炒令烟尽）

方论：晋三王氏云：《易》言一阳来复于下，在人则为少阳生气所出之脏。病上盛下虚，则阳气去，生气竭，此丹能复阳于下，故曰来复。元精石乃盐卤至阴之精，硫黄乃纯阳石火之精，寒热相配，阴阳互济，有扶危拯逆之功；硝石化硫为水，亦可佐元、硫以降逆；灵脂引经入肝最速，能引石性内走厥阴，外达少阳，以交阴阳之枢纽；使以橘红、青皮者，纳气必先利气，用以为肝胆之向导也。

【歌诀】

暑邪误治胃气伤，胸填气塞燥渴张。清浊交混邪内踞，立法主以来复丹。

此言暑邪误治，正气伤残，邪气结踞于中不解，攻补难施，故用来复丹以为施转之法。

三九、暑邪久热，寝不安，食不甘，神识不清，阴液元气两伤者，三才汤主之。

凡热病久入下焦，消烁真阴，必以复阴为主。其或元气亦伤，又必兼护其阳。三才汤两复阴阳，而偏于复阴为多者也。温热、温疫未传，邪退八九之际，亦有用处。暑温未传，亦有用复脉、三甲、黄连阿胶等汤之处。彼此互参，勿得偏执。盖暑温不列于诸温之内，而另立一门者，以后夏至为病暑，湿气大动，不兼湿不得名暑温，仍归温热门矣。既兼湿，则受病之初，自不得与诸温同法，若病至未传，湿邪已化，惟余热伤之际，其大略多与诸温同法；其不同者，前后数条，已另立法矣。

三才汤方（甘凉法）

人参（三钱）　天冬（二钱）　干地黄（五钱）

水五杯，浓煎两杯，分二次温服。欲复阴者，加麦冬、五味子。欲复阳者，加茯苓、炙甘草。

【歌诀】

暑邪久留寐不安，神识不清食不甘。阴液元气两伤损，三才汤服病即安。

暑热病久留下焦，真阴消灼，必以复阴为主，其或元气亦伤，又必兼复其阳。三才汤者，阴阳两复，而其偏于补阴为多也。湿热、温疫受伤，邪退八九之际，亦可用之。暑温后亦有复脉、三甲、黄连阿胶之法彼此互参，勿得拘执。

三才汤方歌：

暑热久留阴阳伤，天地人参三才汤。复阳茯苓炙甘草，复阴五味麦冬良。

四一、伏暑、湿温胁痛，或咳，或不咳，无寒，但潮热，或竟寒热如疟状，不可误认柴胡证，香附旋覆花汤主之；久不解者，间用控涎丹。

按：伏暑、湿温，积留支饮，悬于胁下，而成胁痛之证甚多，即《金匮》水在肝而用十枣之证。彼因里水久积，非峻攻不可；此因时令之邪，与里水新搏，其根不固，不必用十枣之太峻。只以香附、旋覆，善通肝络而逐胁下之饮，苏子、杏仁降肺气而化饮，所谓建金以平木；广皮、半夏消痰饮之正；茯苓、薏仁开太阳而阖阳明，所谓治水者必实土，中流涨者开支河之法也。用之得当，不过三五日自愈。其或前医不识病因，不合治法，致使水无出路，久居胁下，恐成悬饮内痛之证，为患非轻。虽不必用十枣之峻，然不能出其范围，故改用陈无择之控涎丹，缓攻其饮。

香附旋覆花汤方（苦辛淡合芳香开络法）

生香附（三钱） 旋覆花（三钱，绢包） 苏子霜（三钱） 广皮（二钱） 半夏（五钱） 茯苓块（三钱） 薏仁（五钱）

水八杯，煮取三杯，分三次温服。腹满者，加厚朴。痛甚者，加降香末。

控涎丹方（苦寒从治法）

痰饮，阴病也。以苦寒治阴病，所谓求其属以衰之是也。按肾经以脏而言，属水，其味咸，其气寒；以经而言，属少阴，主火，其味苦，其气化燥热。肾主水，故苦寒为水之属，不独咸寒为水之属也，盖真阳藏之于肾，故肾与心并称少阴，而并主火也，知此理则知用苦寒、咸寒之法矣。泻火之有余用苦寒，寒能制火，苦从火化，正治之中，亦有从治；泻水之太过，亦用苦寒，寒从水气，苦从火味，从治之中，亦有正治，所谓水火各造其偏之极，皆相似也。苦咸寒治火之有余、水之不足为正治，亦有治水之有余、火之不足者，如介属、芒硝并能行水，水行则火复，乃从治也。

甘遂（去心，制） 大戟（去皮，制） 白芥子

上等分为细末，神曲糊为丸，梧子大，每服九丸，姜汤下。壮者加之，羸者减之，以知为度。

【歌诀】

伏暑湿温胁痛咳，不咳无寒但潮热。如疟休认柴胡证，香附旋覆汤控得。

此条言伏暑、湿温胁痛，或咳，或不咳，无寒，但热，或竟寒热如疟状，不可误认作少阳柴胡证，宜以香附旋覆花汤主之。久不解者，控涎丹亦用之。此方开太阳而阖阳明，所谓治水必先实土，中流涨者开支流之法也。